白话彩图版

民间祖传土单方

生活常备良药　弘扬中医经典

藏

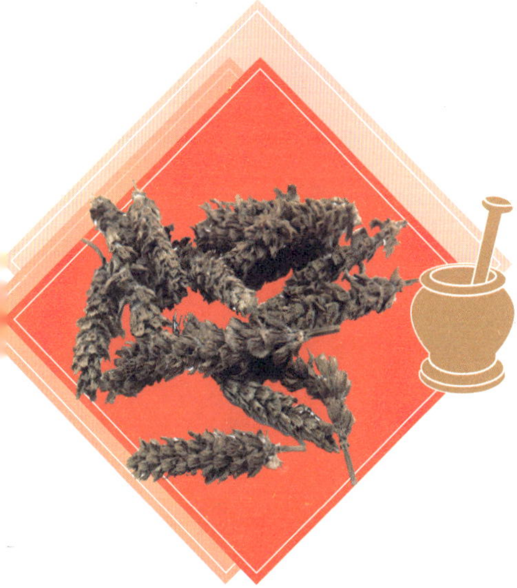

赵薇◎主编

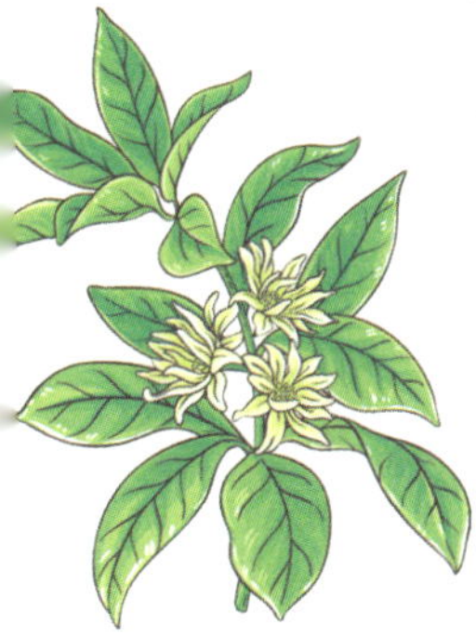
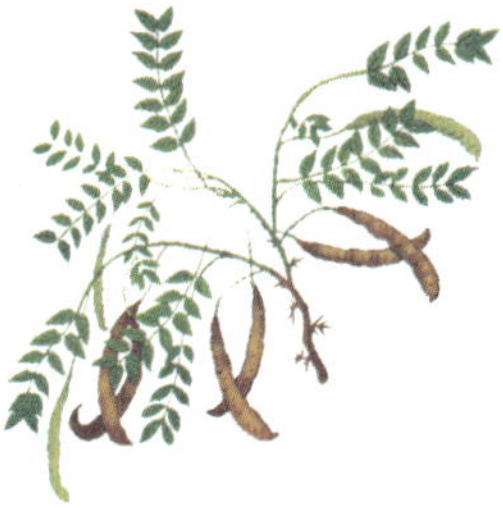
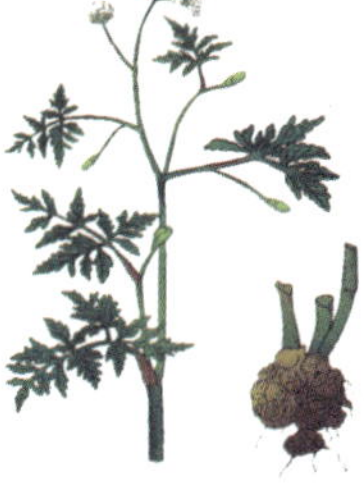
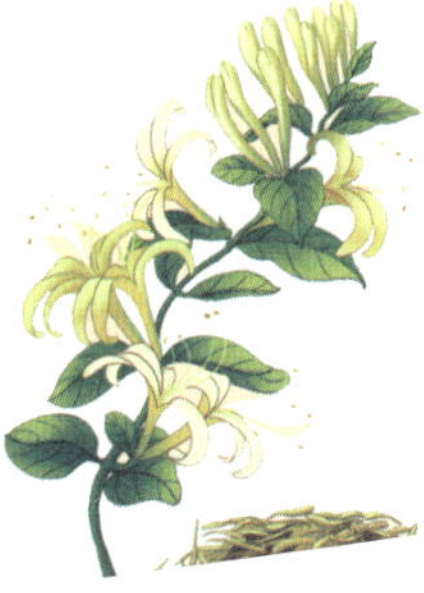

黑龙江科学技术出版社
HEILONGJIANG SCIENCE AND TECHNOLOGY PRESS

图书在版编目（CIP）数据

民间祖传土单方 / 赵薇主编. -- 哈尔滨 : 黑龙江科学技术出版社, 2024.6
ISBN 978-7-5719-2412-6

Ⅰ. ①民… Ⅱ. ①赵… Ⅲ. ①单方（中药）—汇编 Ⅳ. ①R289.5

中国国家版本馆CIP数据核字（2024）第108975号

民间祖传土单方
MINJIAN ZUCHUAN TU-DANFANG

赵薇 主编

项目总监 薛方闻
策划编辑 沈福威 赵叔月
责任编辑 李 聪
排 版 文贤阁
出 版 黑龙江科学技术出版社
地址：哈尔滨市南岗区公安街70-2号 邮编：150007
电话：（0451）53642106 传真：（0451）53642143
网址：www.lkcbs.cn
发 行 新华书店
印 刷 三河市南阳印刷有限公司
开 本 710 mm×1000 mm 1/16
印 张 14
字 数 130千字
版 次 2024年6月第1版
印 次 2024年6月第1次印刷
书 号 ISBN 978-7-5719-2412-6
定 价 68.00元

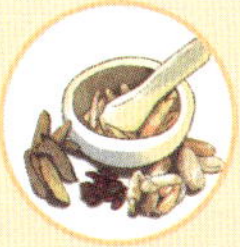
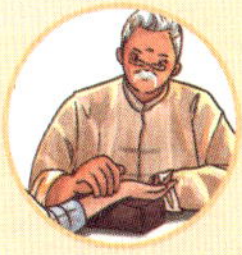
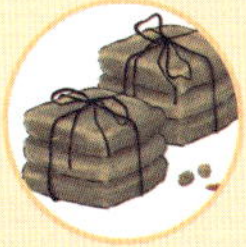

前言

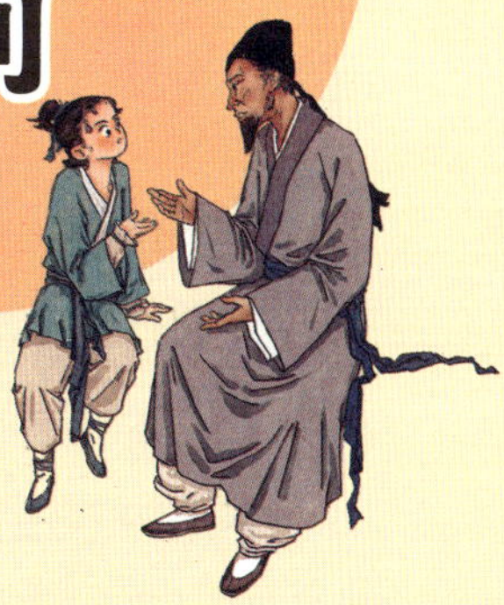

中医文化博大精深，中草药是中医治病救人的宝贵遗产，从神农尝百草开始，到各种中医著作面世，在浩瀚如烟的历史长河中，我们的祖先在实践中不断摸索，总结出大量治病方剂，造福芸芸众生。

自古以来，我国民间就有“单方一味，气死名医”的说法，所谓“土单方”，是指流行于民间，在《千金方》《本草纲目》《黄帝内经》等中医名著中无相关记载的单味药制剂。这些土单方虽然只有一味药，但如果合理应用，不仅能治疗各种常见的疾病，对一些疑难杂症也有很好的效果。

为了让更多的人受益于土单方，我们精心编写了这本《民间祖传土单方》，本书按清热、解表、利水渗湿、泻下、温里、补虚等分章，每章中含有各种中草药以及同类药材的不同单方。而且每个单方针对不同病证，让读者一目了然。

另外，为了读者更好地了解每种中草药的功效，我们分别从以下几个方面进行了详细介绍：

1. 别名：主要以原药材名为首，并附带别名，别名一般选用全国各地的常用名，便于参考。

2. 药材来源：明确出处，便于读者辨识药材。

3. 性味归经：了解药材的性味归经，有助于读者提高用药的准确度。

4. 功效主治：对药材的功效进行详细描述，便于读者对症下药。

5. 禁忌：服用者的体质不同，对药材的使用禁忌也不同。

6. 生境产地：帮助读者弄清药材的出处。

7. 药材加工：步骤清晰，方便读者处理生鲜药材。

8. 现代研究：每种药材经过现代学者的研究，都有着不同的作用，便于读者理解。

本书内容通俗易懂，单方简单实用。另外，为了增加读者对中草药的认识，我们还设置了“中医小讲堂”板块，力求使本书更具实用性和科学性。

需要注意的是，中医讲究因病施药，体质不同对药物的吸收程度也不同，所以读者应根据不同个体的生理、病理差异，合理运用书中的土单方。

希望本书能成为您的健康指南，为您的健康保驾护航，同时为那些希望进一步了解中医文化的朋友提供帮助。

鉴于编者学识浅薄，时间仓促，如有不足之处，希望广大读者提出批评意见，以便再版时加以改正。

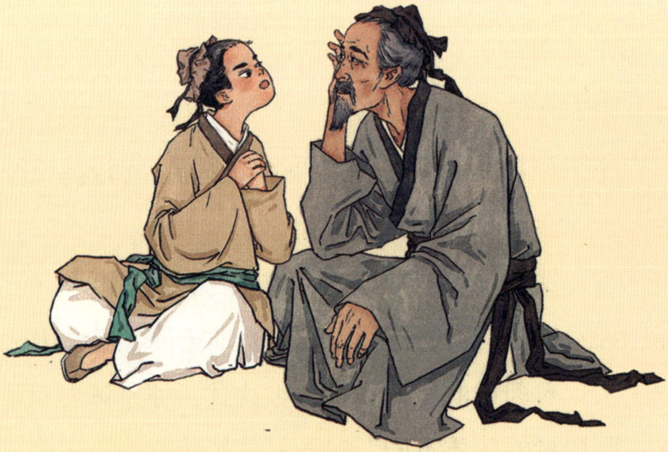

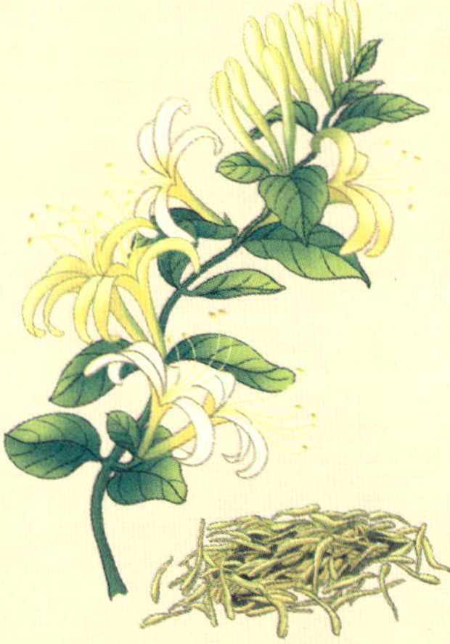

金银花

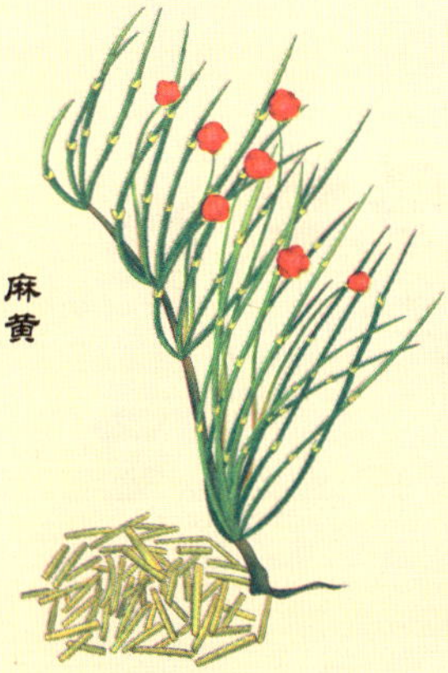

麻黄

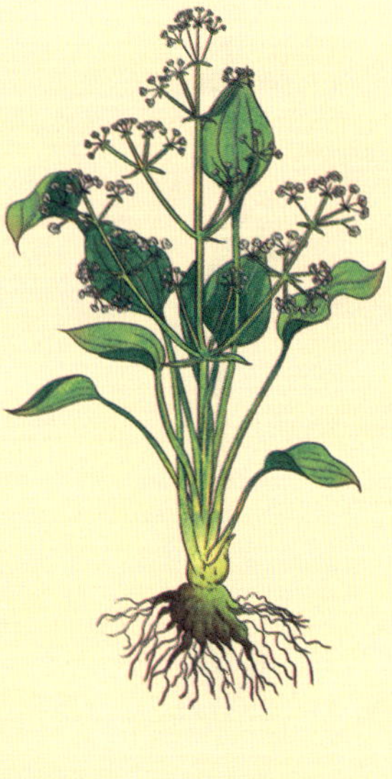

泽泻

目录

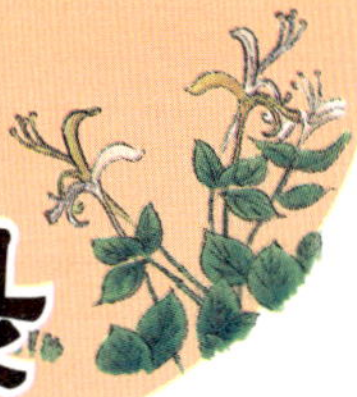

第一章 清热土单方

第二章 解表土单方

第三章 利水渗湿土单方

第四章 泻下土单方

第五章 温里土单方

第六章 祛风湿土单方

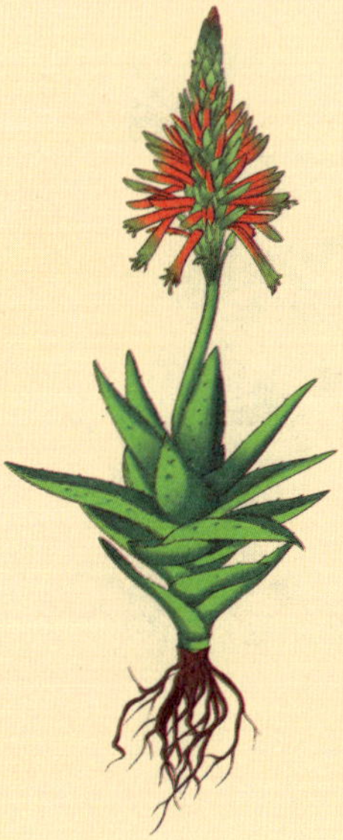
芦荟

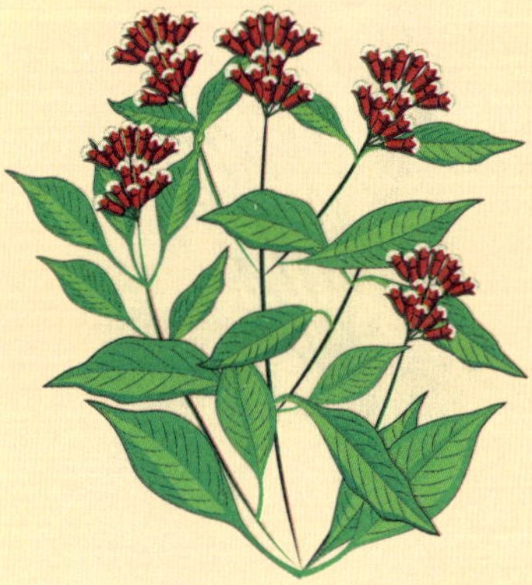
丁香

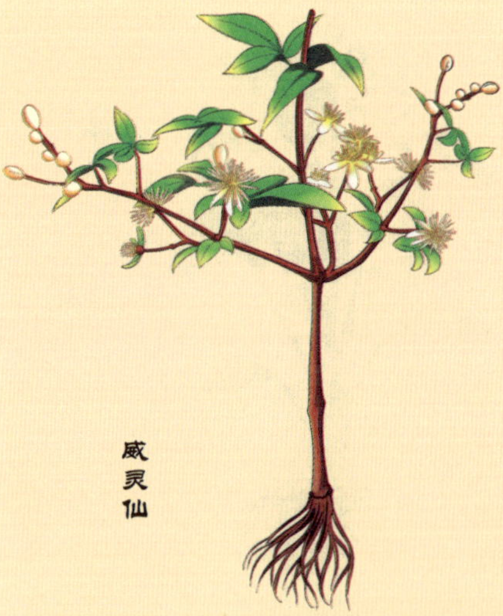
威灵仙

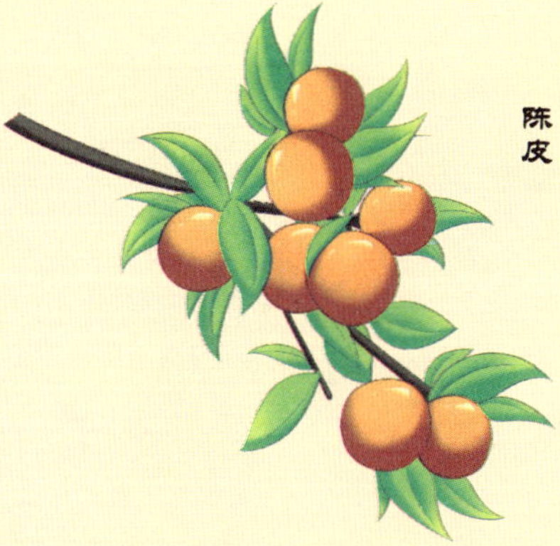

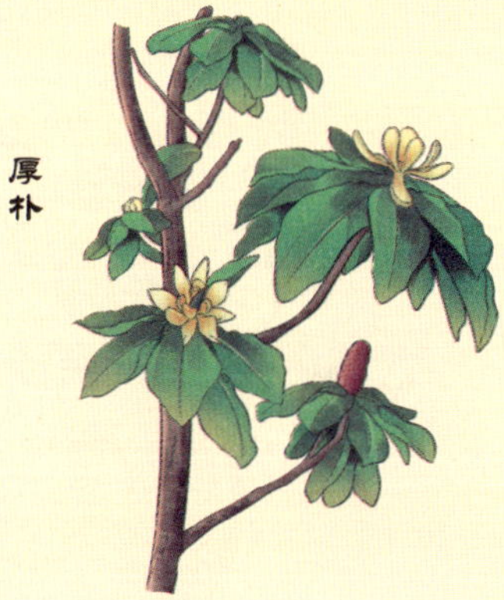

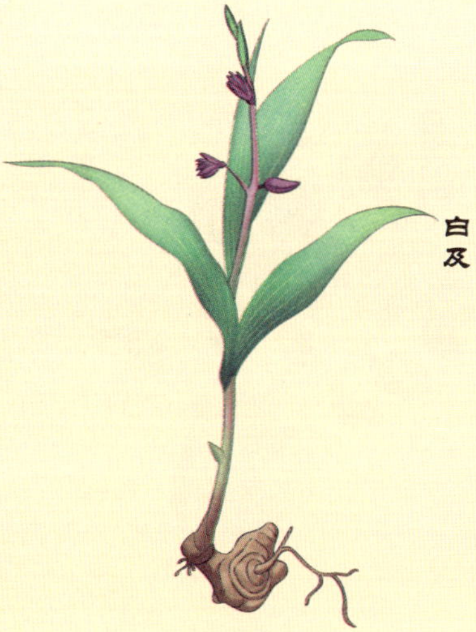

第七章 理气土单方

第八章 芳香化湿土单方

第九章 止血土单方

第十章 止咳化痰平喘土单方

第十一章 活血祛瘀土单方

第十二章 补虚土单方

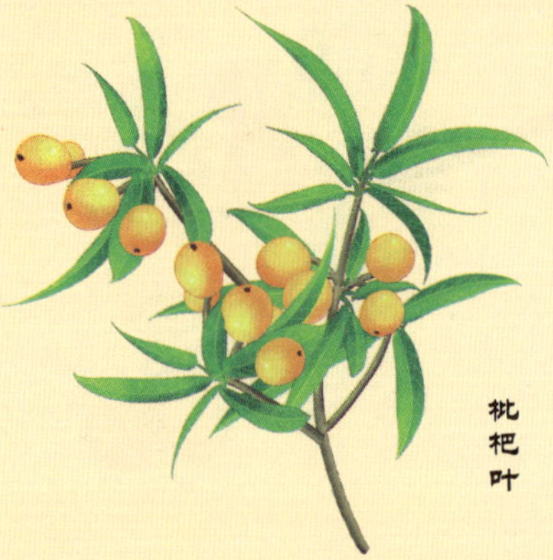
枇杷叶

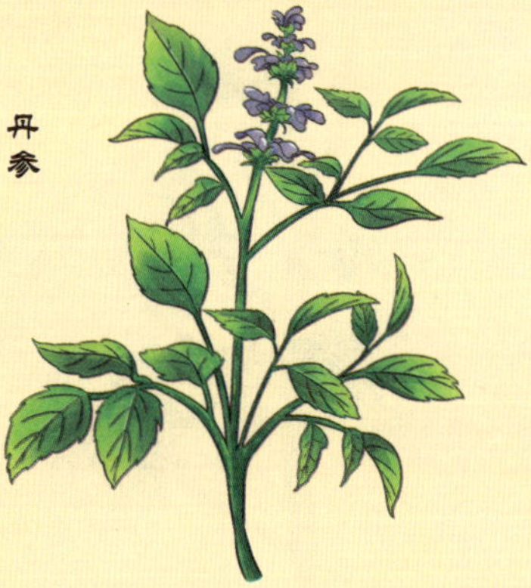
丹参

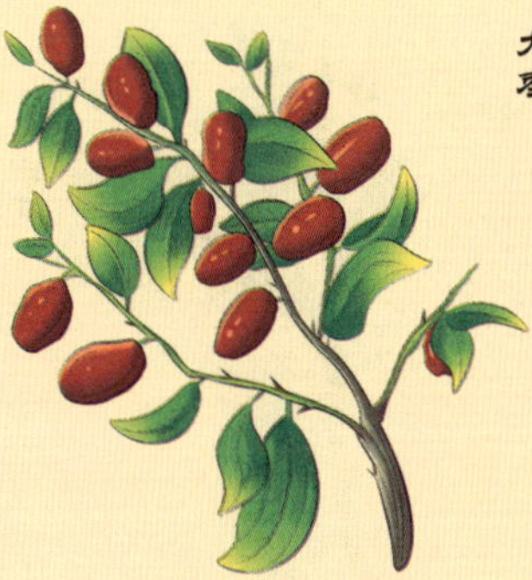
大枣

第一章

清热土单方

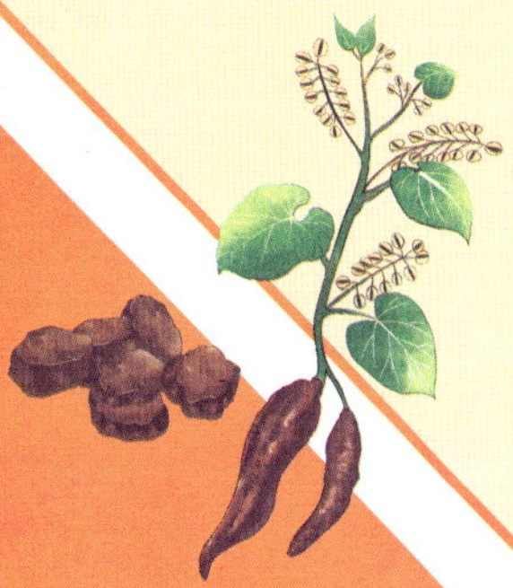

清热药指能清解里热的药物，这类药物药性均寒凉，主治痢疾、热病高热、痈肿疮毒等症，代表药物有金银花、夏枯草、决明子、黄连等。

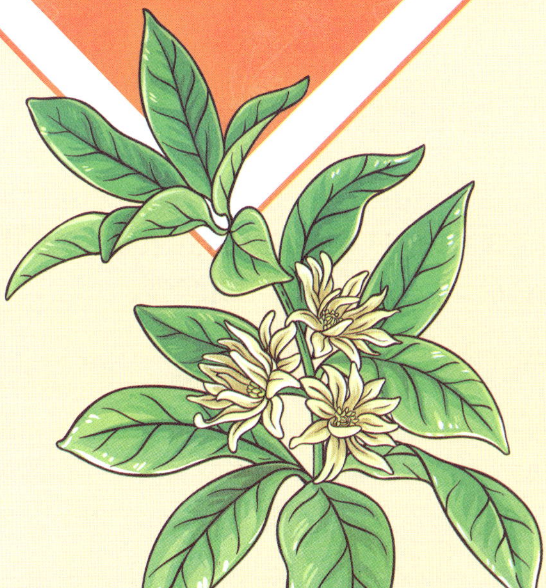

金银花

清热解毒

别　名　忍冬花、银花、鹭鸶花、双花等。

药材来源

金银花为忍冬科植物忍冬、菰腺忍冬、山银花或毛花柱忍冬的干燥花蕾或待开放的花。

性味归经

性寒、味甘，归肺、心、胃经。

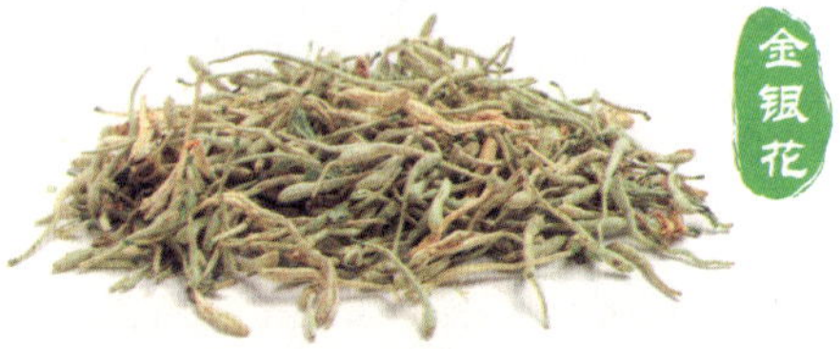

功效主治

清热解毒，疏散风热。主治荨麻疹，喉痹，婴幼儿腹泻，外感风热，痈肿疔疮，温病初起，热毒血痢等症。

禁　　忌

脾胃虚寒及气虚疮疡脓清者忌服。

生境产地

金银花喜温暖湿润的环境，多生长于山坡灌丛或疏林中、石堆或路旁，我国南北各地均有分布，主要产自河南、山东等省。

药材加工

可生用，生品去除杂质、筛去灰屑。也可以炒制，将金银花置热锅内用文火拌炒，黄色为度，取出摊开凉凉。还可以制作金银花炭，用中火炒至焦褐色，喷少许清水，灭火后炒干，取出凉凉。

现代研究

金银花含有绿原酸、挥发油、黄酮类、木犀草素、皂苷和肌醇等，具有对抗如溶血性链球菌、金黄色葡萄球菌、痢疾杆菌、肺炎双球菌和大肠杆菌等病原微生物的作用。除此之外，金银花还有抗肿瘤、抗炎、抗生育、保肝利胆、止血等作用。金银花还具有明显的解热作用，可以促进白细胞的吞噬功能，调节机体的免疫功能，减少肠内胆固醇吸收，降低血液中的胆固醇含量。

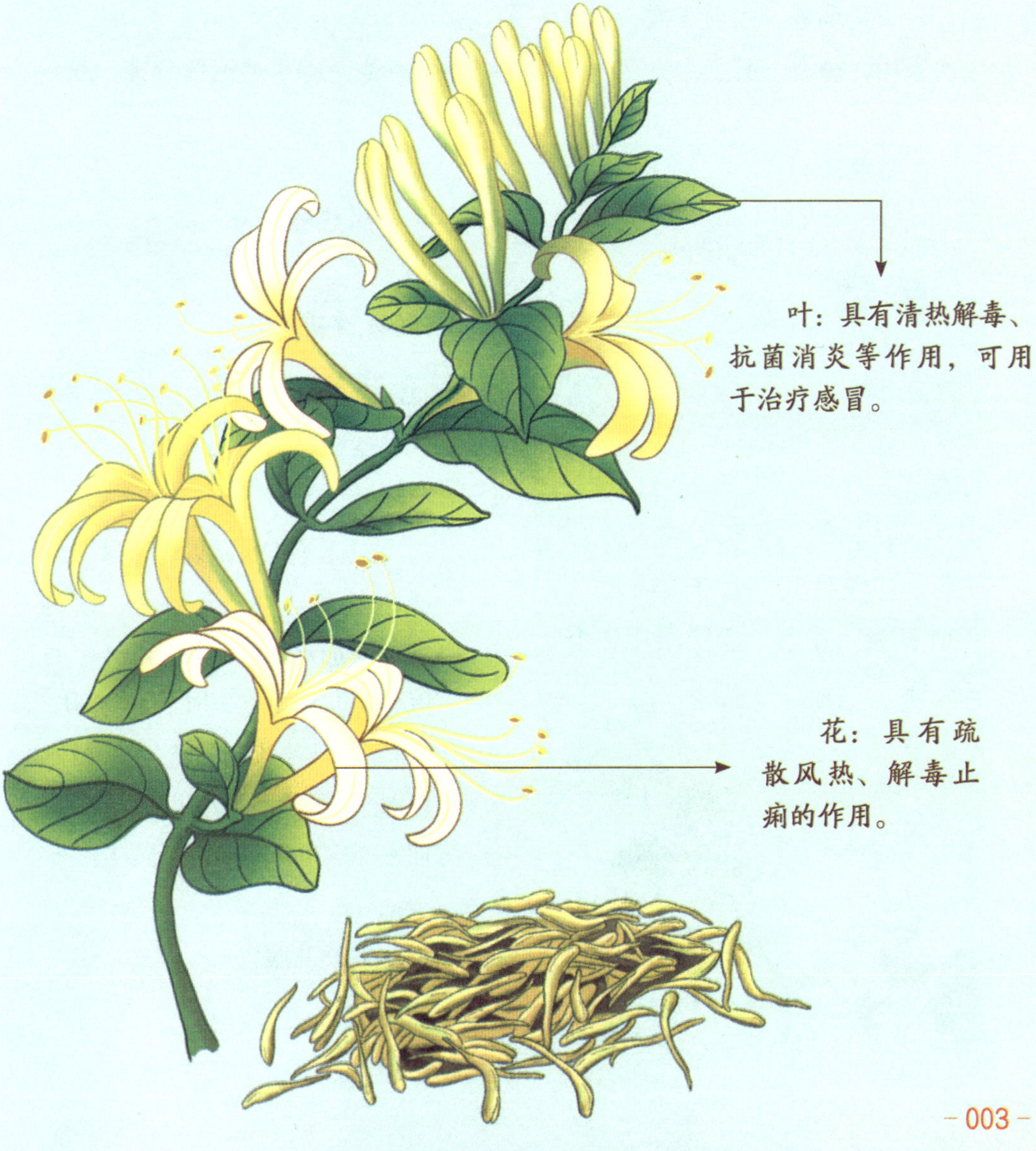

常用土单方

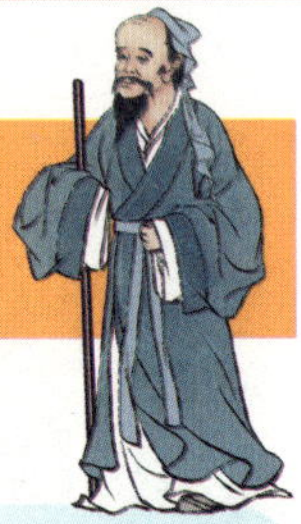

方一

处方 >>

新鲜金银花 30 克。

用法 >>

以上药物，水煎 3 次，分 3 次服用，每天 1 剂。

主治 >>

荨麻疹。

方二

处方 >>

金银花 6~9 克。

用法 >>

取上药，用沸水浸泡 30 分后，代茶饮用。每天 2~3 次，30 日为一疗程，连续服用 2 个疗程。

主治 >>

喉痹。

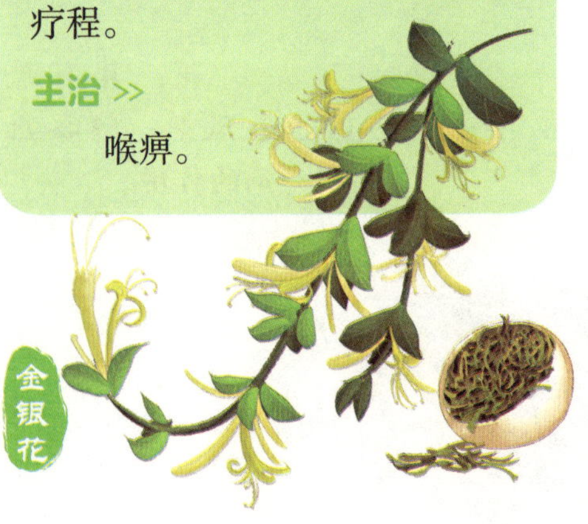

方三

处方 >>

金银花 20 克。

用法 >>

取上药，放入碗中，用 200 毫升沸水冲泡数分钟，频频饮用。

主治 >>

风热感冒。

方四

处方 >>

金银花适量。

用法 >>

以上药物，炒至烟尽（勿成白灰色，否则无效），研为细末，加水做保留灌肠。6 个月以下小儿用 1 克，加水 10 毫升；6~12 个月小儿用 1.5 克，加水 15 毫升；1~2 周岁小儿用 2~3 克，加水 20~30 毫升，每天 2 次。

主治 >>

婴幼儿腹泻。

清肝明目

夏枯草

别名 棒槌草、铁色草、大头花、夏枯头。

药材来源

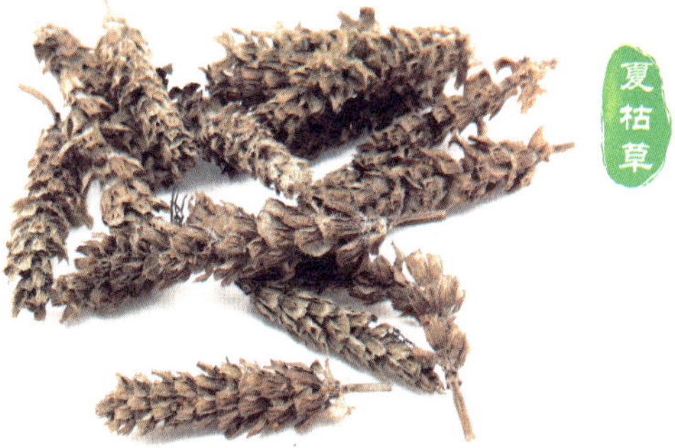

夏枯草为双子叶植物唇形科夏枯草的干燥果穗。

性味归经

性寒，味辛、苦。归胆、肝经。

功效主治

清肝泻火，明目，散结消肿。用于治疗足跟痛，急性结膜炎，渗出性胸膜炎，汗斑白点，产后血晕，原发性高血压病，颈部淋巴结结核等。

禁　忌

脾胃虚弱者、气虚者忌服。

生境产地

夏枯草多生长于荒地、路边及山坡草丛中，我国大部分地区均有分布。

药材加工

夏天，等到果穗呈棕红色时采收最为适宜，采收后去除杂质晒干即可。

现代研究

夏枯草叶、茎、穗以及全草都具有降压作用；夏枯草中的多糖能清除羟自由基和 DPPH 自由基，减少红细胞溶血，防止膜脂质过氧化，降低过氧化产物丙二醛的生成；醇提取物具有催眠、镇定的功效；水提取物高、中、低剂量组都有促进肝糖原合成的效果。经过实验发现，夏枯草水煎剂还具有广谱抗菌活性，能抑制革兰氏阳性菌和阴性菌。

常用土单方

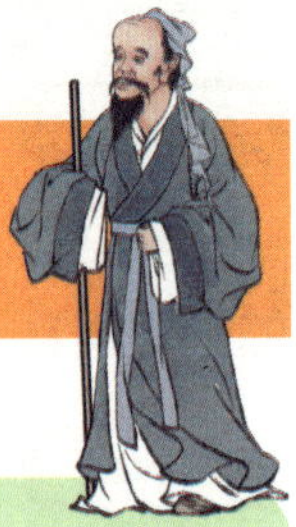

方一

处方 >>

夏枯草 50 克。

用法 >>

将夏枯草放入 1000 毫升食醋中浸泡 2~4 小时，再煮沸 15 分钟。等到药液稍凉后，浸泡患处 20 分钟（先熏后洗），每天 1~3 次，1 剂可以用 2 天。

主治 >>

足跟痛。

方二

处方 >>

夏枯草 90~120 克。

用法 >>

将夏枯草放入 300 毫升的清水中煮至 100 毫升，趁汤药热时熏双眼，待汤药稍冷时 1 次服用，每天 2 次，2~3 日即可痊愈。用药时一定要遵循先熏后服的原则。

主治 >>

急性结膜炎。

方三

处方 >>

夏枯草适量。

用法 >>

将夏枯草放入清水中，煎成浓汁，每天擦洗患处。

主治 >>

汗斑白点。

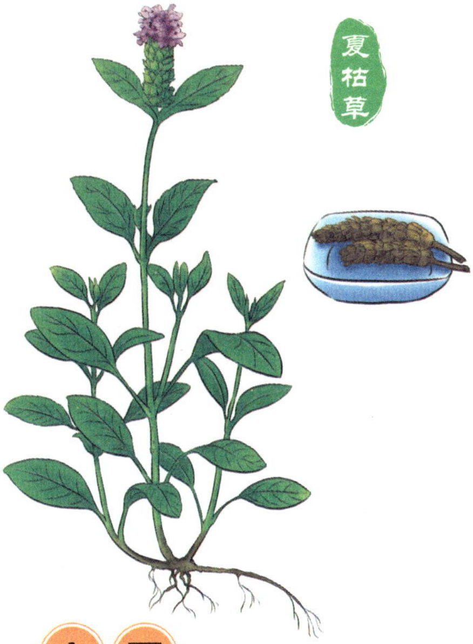

方四

处方 >>

夏枯草500克。

用法 >>

将夏枯草放入2000毫升清水中煎至1000~1200毫升。每天3次，口服，每次服用30~50毫升。

主治 >>

渗出性胸膜炎。

方五

处方 >>

夏枯草适量。

用法 >>

捣烂取汁，服用1碗。

主治 >>

产后血晕。

方六

处方 >>

夏枯草45克。

用法 >>

将夏枯草放入350毫升清水中煎至150毫升，过滤取汁，然后在药汁中加入30毫升蜂蜜，再以文火浓煎成膏状约120毫升，口服，分3次服用，连续用药15日为1个疗程。

主治 >>

原发性高血压病。

方七

处方 >>

夏枯草50克。

用法 >>

用沸水浸泡当茶饮（也可以水煎服），可以加入适量白糖，每天1剂。

主治 >>

颈部淋巴结结核。

清热明目

决明子

别名 马蹄决明、草决明、羊明、羊角、还瞳子。

药材来源

决明子为豆科决明属植物决明或小决明的干燥成熟种子。

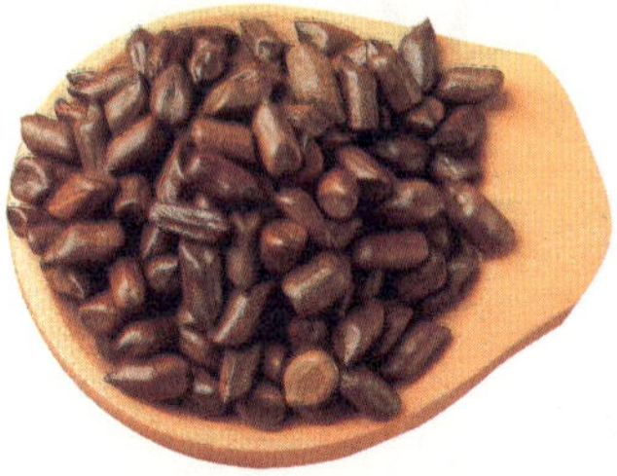

性味归经

性微寒，味甘、苦、咸，归肝、大肠经。

功效主治

清肝明目，润肠通便。用于治疗目赤涩痛，高脂血症，头晕目眩，目暗不明，习惯性便秘，麦粒肿，高血压等。

禁　　忌

脾胃虚寒及便溏者不宜用。

生境产地

决明一般生长在路边或旷野等处。我国南北各地均有栽培，主产于安徽、四川、广西、广东等省区。

药材加工

在秋末果实成熟、荚果变成黄褐色时，将全株割下来晒干，然后打下种子，去除杂质。可生用，或者稍微炒一下后使用。

现代研究

决明子是一种富含多种蒽醌类成分的天然植物，其中包括大黄素、大黄酸、大黄酚、大黄素甲醚和决明素等，同时还富含维生素A。决明子不仅具有抑制血清胆固醇的升高、降低血脂、预防主动脉粥样硬化斑块的形成、抗菌、降血压的作用，还具有收缩子宫、利尿和泻下等多种作用。值得一提的是，决明子对细胞（不包括巨噬细胞）免疫也有一定的抑制作用，其对一些免疫性疾病有很好的疗效。

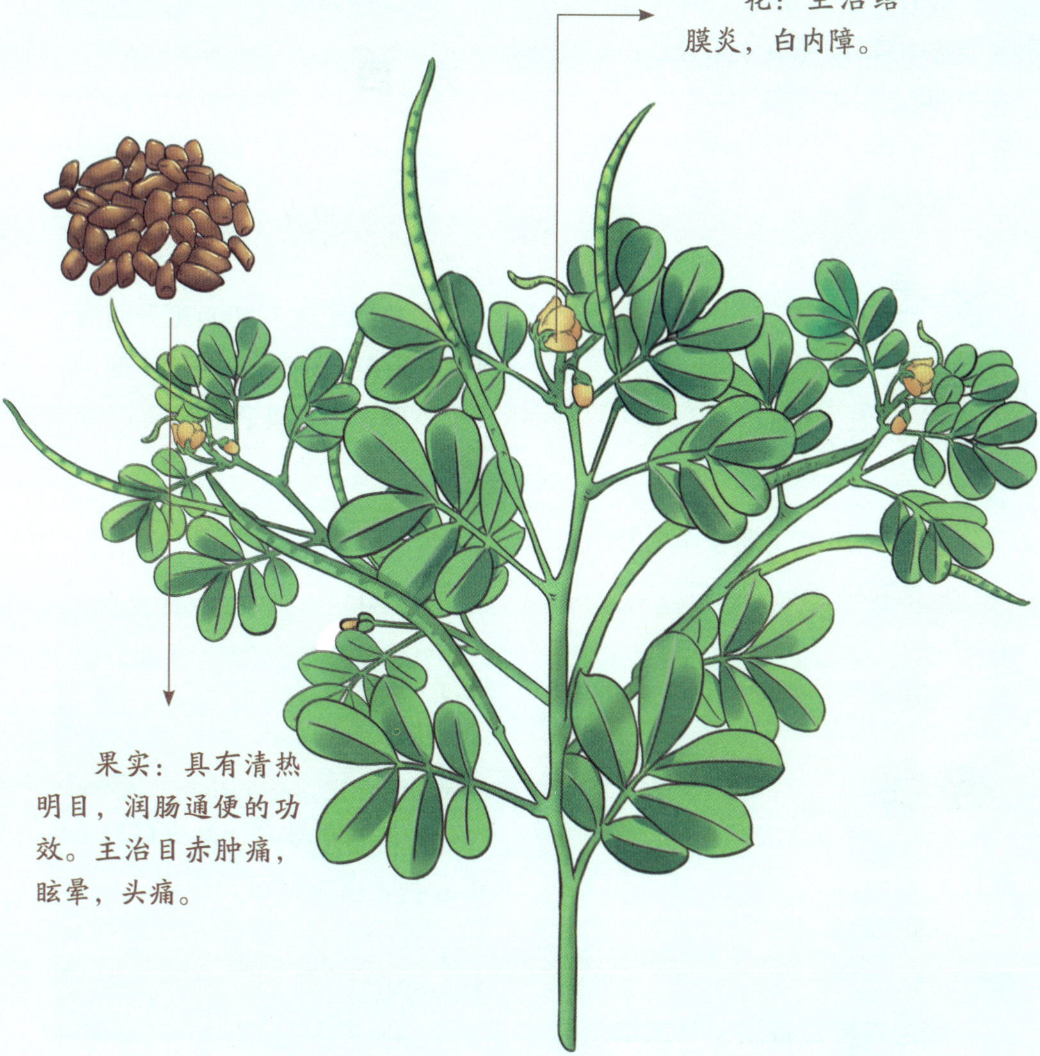

花：主治结膜炎，白内障。
果实：具有清热明目，润肠通便的功效。主治目赤肿痛，眩晕，头痛。

常用土单方

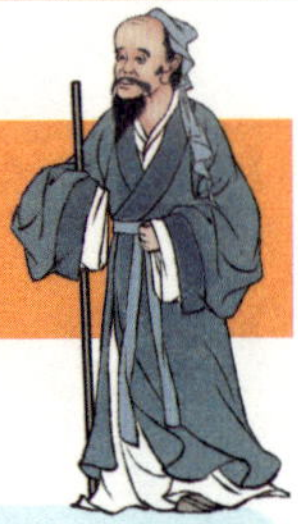

方一

处方 >>

决明子适量。

用法 >>

炒过，研为细末。倒入适量的茶中调匀，敷在太阳穴处，药干即换，一夜消肿。

主治 >>

眼睛红肿。

方二

处方 >>

决明子适量。

用法 >>

每天取 20 克决明子，用开水 500 毫升冲泡，代茶饮用。

主治 >>

高脂血症。

方三

处方 >>

决明子适量。

用法 >>

炒后打碎，备用。每次取 10~15 克，水煎约 10 分钟，冲入蜂蜜 20~30 克搅拌，每晚 1 剂，或早晚分服（可当茶饮）。

主治 >>

习惯性便秘。

方四

处方 >>

决明子 30 克。

用法 >>

将决明子放入 1000 毫升的清水中，煎至 400 毫升。每天 1 剂，分 2 次服，小儿减量。

主治 >>

麦粒肿。

方五

处方 >>

决明子适量。

用法 >>

将决明子炒黄，捣成粗粉，每次取 3 克加糖泡开水服。1 日 3 次。

主治 >>

高血压。

清热除湿

黄连

别　名　云连、雅连、王连。

药材来源

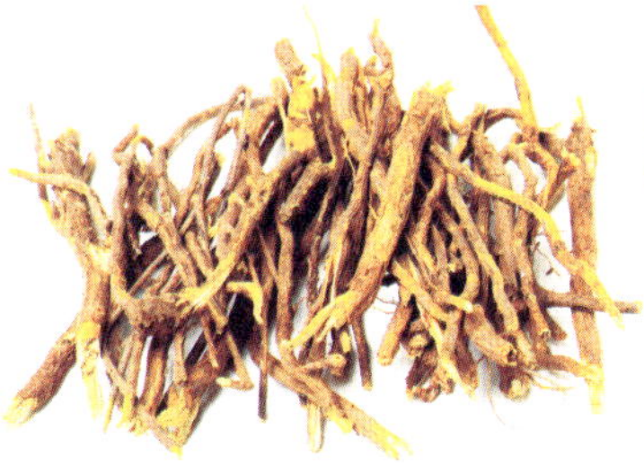

黄连

黄连为毛茛科黄连属多年生草本植物黄连、三角叶黄连、云连的干燥根状茎。

性味归经

性寒、味苦，归心、肝、胆、胃、脾、大肠经。

功效主治

清热除湿，泻火，燥湿，杀虫。主治大叶性肺炎，脚湿气，白喉，肛裂，肺结核，2 型糖尿病，口舌生疮。

禁　忌

凡阴虚烦热、胃虚呕恶、脾虚泄泻、五更泄泻者慎服。

生境产地

黄连有野生者，也可人工栽培，在山地林中或山谷阴处长势较好，分布于四川、贵州、湖南、湖北、陕西南部等地。

药材加工

秋天进行采挖后，先大体上去除须根和泥沙，待其干燥后摘去残留的须根。炮制时去除杂质，润透后切成薄片并晾干，也可以在使用时捣碎。

现代研究

黄连是一种富含多种生物碱的草药，其中包括黄连碱、甲基黄连碱、小檗碱、非洲防己碱和掌叶防己碱等，这些生物碱具有抗原虫和广谱抗病原微生物的作用。黄连具有明显的解热作用，对心肌缺血有一定缓解作用，能够显著降低血压，还具有降低血清胆固醇、血糖并提高机体非特异性免疫的功能。此外，黄连还可以抗腹泻、溃疡和抑制胃液分泌。

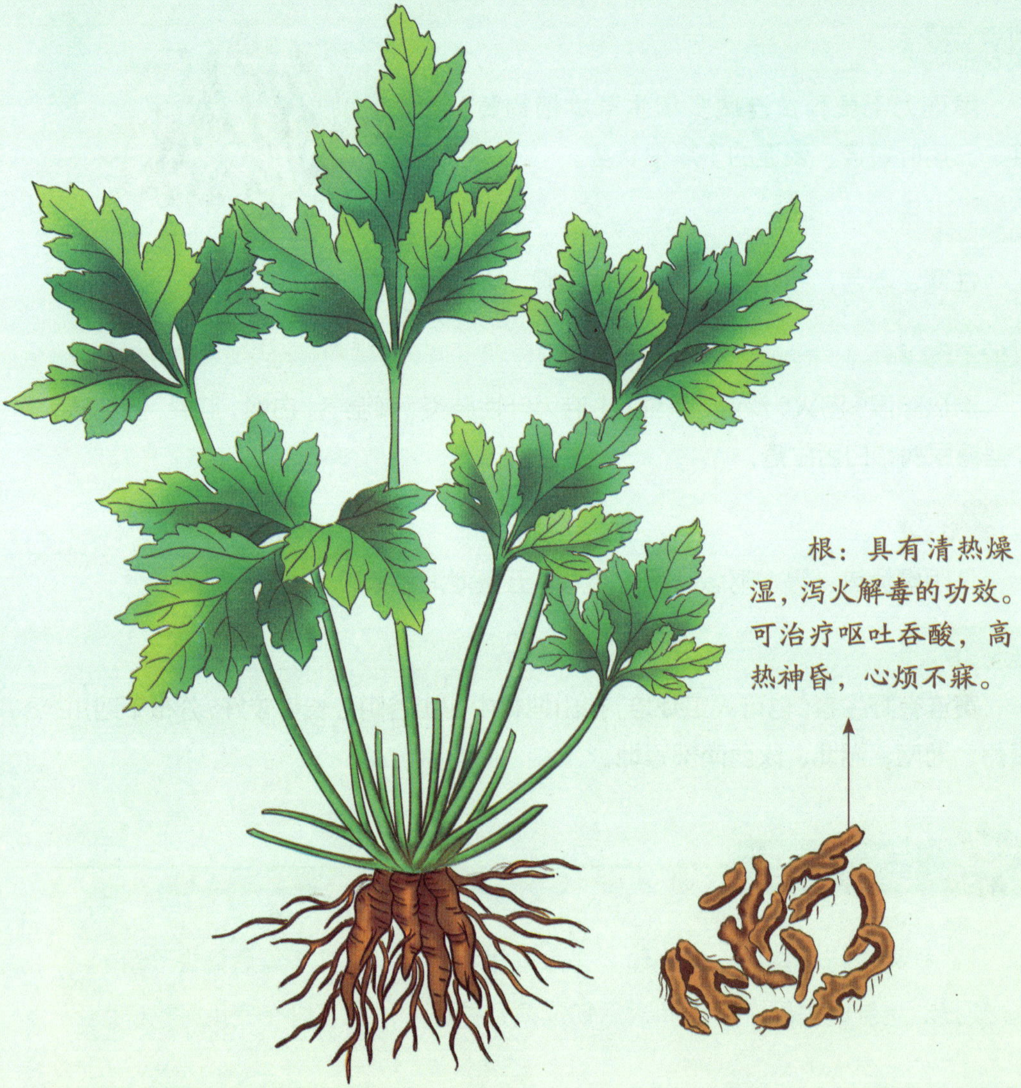

常用土单方

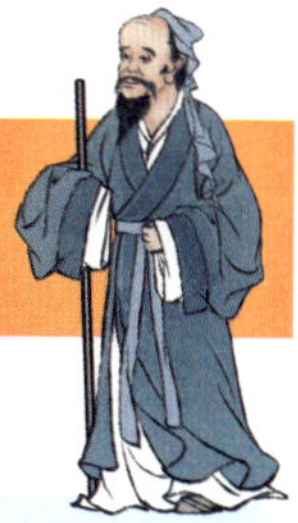

方一

处方 >>

黄连适量。

用法 >>

以上药物，磨成黄连粉内服，每次 0.6 克，每天 4~6 次。

主治 >>

大叶性肺炎。

方二

处方 >>

黄连 10 克。

用法 >>

以上药物，用开水 250 毫升浸泡，冷却备用。洗净患脚，用消毒棉签蘸药液涂之，每天早晚各 1 次。如有剧痒，可用药液棉签擦洗，不得以手指乱搔。治疗期间，必须保持患处清洁干燥，不穿胶鞋，宜穿布底鞋。

主治 >>

脚湿气。

方三

处方 >>

黄连粉 0.6 克。

用法 >>

每天 4~6 次，口服。另外配合使用 1% 黄连液漱口，效果更好。

主治 >>

白喉。

方四

处方 >>

黄连 20 克。

用法 >>

加入 200 毫升清水，煎至 100 毫升，待汤药凉透，将棉签放入汤药中浸泡，然后在肛裂处做雀啄式的涂擦，每次连续用 10 多根棉签，手法由轻至重。一般治疗 2~5 次痊愈。

主治 >>

肛裂。

清热解毒

板蓝根

别名 蓝靛根、靛青根。

药材来源

板蓝根为十字花科植物菘蓝的干燥根。

性味归经

性寒、味苦，归胃、肝经。

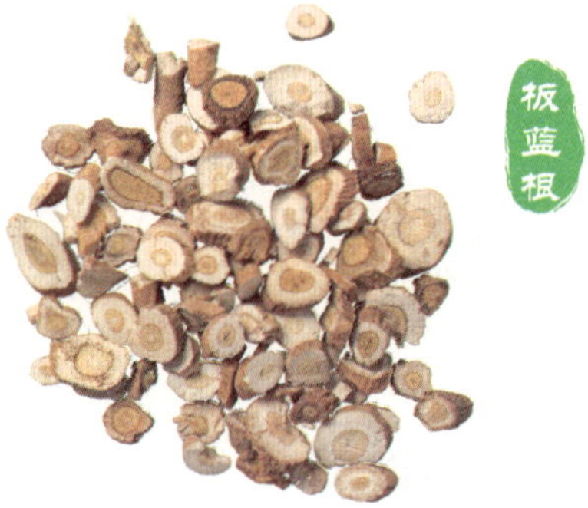

功效主治

清热解毒，凉血利咽。主治流行性乙型脑炎，传染性肝炎，口腔溃疡，鹅口疮，白喉，单纯性疱疹性口炎等症。

禁忌

体质虚寒者、易腹泻者忌用。

生境产地

菘蓝适应性较强，喜温暖环境，耐寒、怕涝。分布于河北、陕西、河南、江苏、安徽等地。

药材加工

通常在秋天进行采挖，刨出根后去除泥土，晒至六七成干，捆成小捆，晾晒至足干。

现代研究

板蓝根的成分包括靛苷、靛红、靛蓝、靛玉红、黑芥子苷和谷固醇等，具有抑制多种革兰氏阳性和阴性细菌以及流感病毒的作用，并且可以杀灭钩端螺旋体。板蓝根中含有的靛玉红成分，对动物移植性肿瘤具有中等强度的抑制作用，还能有效治疗慢性粒细胞白血病。此外，板蓝根还具有解热作用。

常用土单方

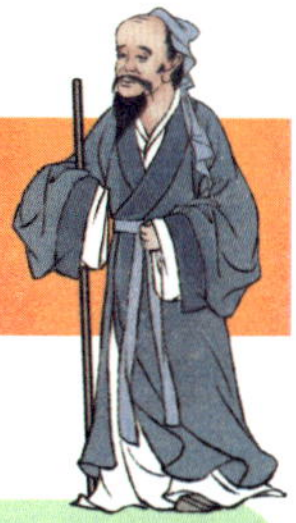

方一

处方 >>

板蓝根30克。

用法 >>

水煎服，每天1剂，连服15日。

主治 >>

传染性肝炎。

方二

处方 >>

板蓝根适量。

用法 >>

取上药60~120克（5岁以内每天60克，5~14岁每天90克，成人每天120克），按每30克加水500毫升煎至100毫升的比例煎取。分2次服用，每天1剂。治疗过程中需配合西医降温、镇痉、抗呼吸衰竭等对症处理。

主治 >>

流行性乙型脑炎。

方三

处方 >>

板蓝根50克。

用法 >>

以上药物，放入700毫升清水中，煎至450毫升，再取煎液 1/3 浓缩为 50 毫升，涂擦患处；余 2/3 药液分次含漱，每天 5~6 次，每天 1 剂。

主治 >>

口腔溃疡。

方四

处方 >>

板蓝根 500 克。

用法 >>

将上药洗净，加水煎煮 2 次，合并滤液，浓缩为 500 毫升。3 岁幼儿每次服用 20 毫升，3~5 岁幼儿每次服用 25 毫升，5 岁以上者每次服用 35 毫升，均每天 3 次。一直到伪膜脱落及症状消失 3 个月后方可停药。

主治 >>

白喉。

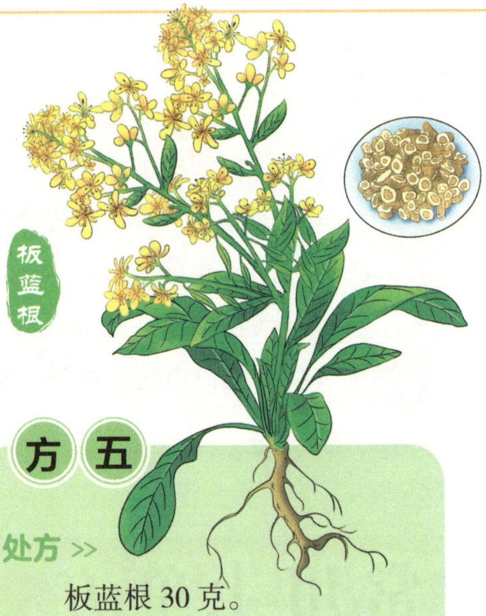

方五

处方 >>

板蓝根 30 克。

用法 >>

以上药物，加水 250 毫升，煎至 60 毫升。一般 1 岁幼儿每次服 10 毫升，2 岁幼儿每次服 15 毫升，3 岁幼儿每次服 20 毫升，3 岁以上者每次服 30 毫升，以上均每天服 3 次。每次服药前先用双氧水涂抹患处，效果更好。

主治 >>

单纯性疱疹性口炎。

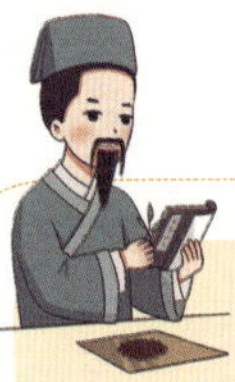

中医小讲堂

板蓝根竟然还有这样的坏处

板蓝根口服液有一些不良反应，如破坏消化系统，引起溶血反应；一些人还会对板蓝根注射液产生过敏反应，引起荨麻疹、过敏性皮炎、多形性红斑等，因此，我们在使用含有板蓝根的药物时一定要谨遵医嘱。

清热解毒

蒲公英

别名 婆婆丁、地丁、黄花郎。

药材来源

蒲公英为菊科植物蒲公英、碱地蒲公英或同属数种植物的干燥全草。

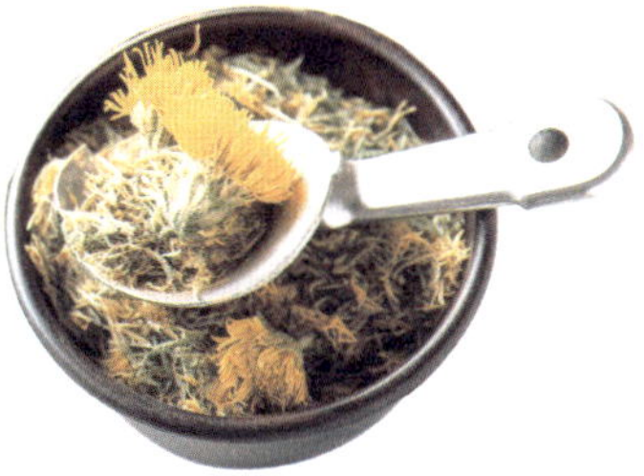

蒲公英

性味归经

性寒，味苦、甘，归肝、胃经。

功效主治

清热解毒，消肿散结，利湿通淋。主治消化性溃疡，小儿热性便秘，痔疮，肺癌性胸痛，痈疖疮疡，急性乳腺炎，甲亢术后突眼加重症等。

禁忌

阳虚外寒、脾胃虚弱者忌服。

生境产地

蒲公英多生长于田野、路旁、山坡草地及河岸沙地，全国大部分地区均有分布。

药材加工

通常在秋天进行采挖，刨出根后去除泥土，晒至六七成干，捆成小捆，晾晒至足干。

现代研究

蒲公英含有多种成分，如蒲公英固醇、树脂、胆碱、咖啡酸、蒿苣醇、肌醇等，能杀死多种致病菌。蒲公英煎剂能激发机体免疫功能，提高人的外周血淋巴细胞母细胞转化率，还能够抑制人体内某些病毒和真菌。除此之外，蒲公英煎剂还有保肝、利尿的功效。

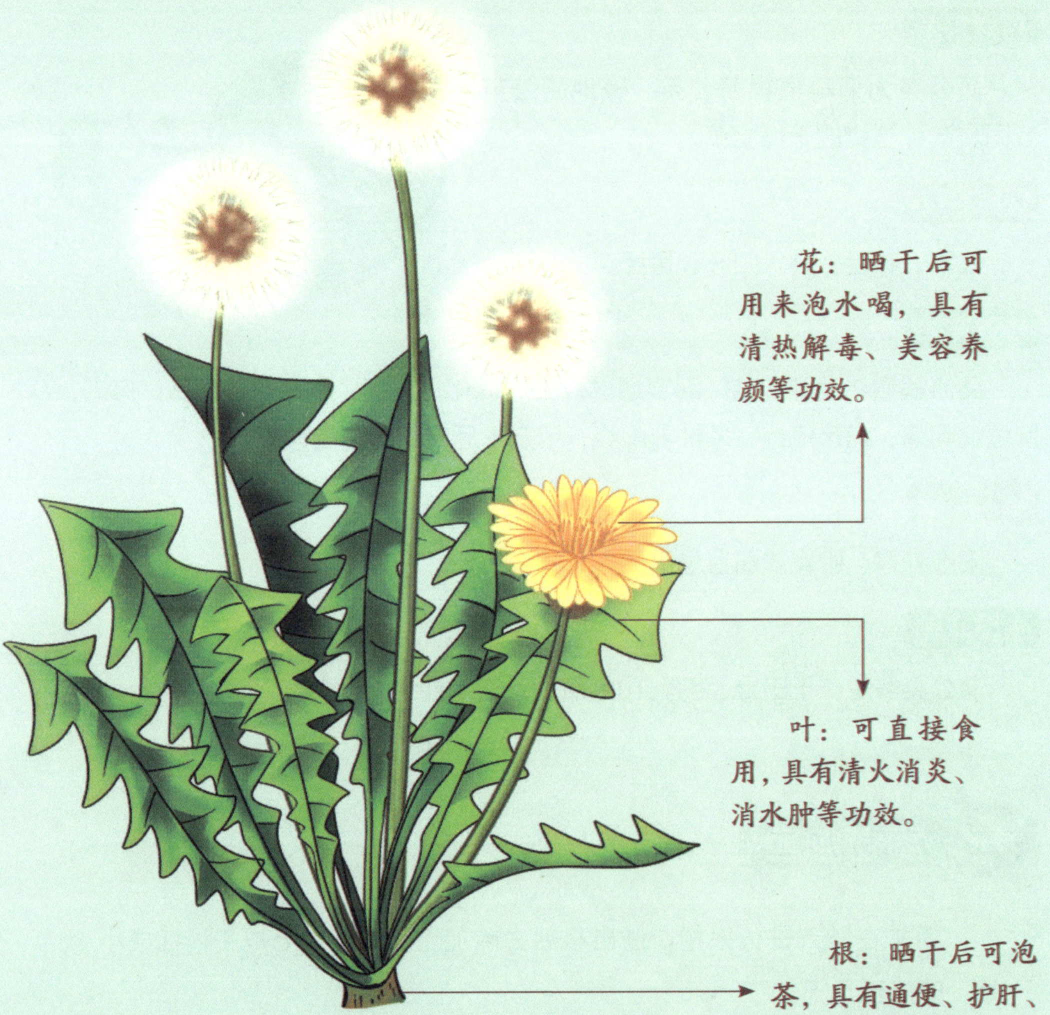

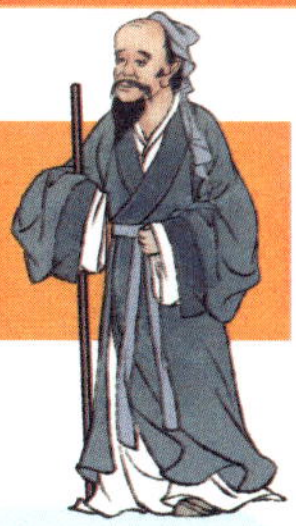

常用土单方

方一

处方 >>

蒲公英 600 克。

用法 >>

以上药物研为细末。每天 20 克，用开水浸泡 30 分钟后当茶饮，1 个月为 1 个疗程，连服 1~2 个疗程。

主治 >>

消化性溃疡。

方二

处方 >>

鲜蒲公英 100~200 克（干品 50~100 克）。

用法 >>

取上药，洗净，水煎服，每天 1 剂。一般使用 2~4 剂可止血消肿止痛。对于便血者，可将蒲公英干品炒至微黄用。对于如内痔嵌顿、血栓外痔及炎性外痔等症状，可配合水煎熏洗，疗效更好。

主治 >>

痔疮。

方三

处方 >>

鲜蒲公英 60~90 克（干品依情况减量）。

用法 >>

以上药物洗净，加入清水煎取 50~100 毫升，鲜品煮 20 分钟，干品煮 30 分钟。每天 1 剂，顿服。可加适量白糖或蜂蜜调味。

主治 >>

小儿热性便秘。

方四

处方 >>

鲜蒲公英适量。

用法 >>

取上药，洗净，捣烂榨汁，直接敷于痛处皮肤，外盖 2 层纱布，中间夹一层凡士林纱布，以减缓药汁蒸发。一般敷药 30 分钟左右即可减轻疼痛。

主治 >>

肺癌性胸痛。

清热解毒

连翘

别名 旱连子、大翘子、空壳。

药材来源

连翘为木犀科植物连翘的干燥果实。

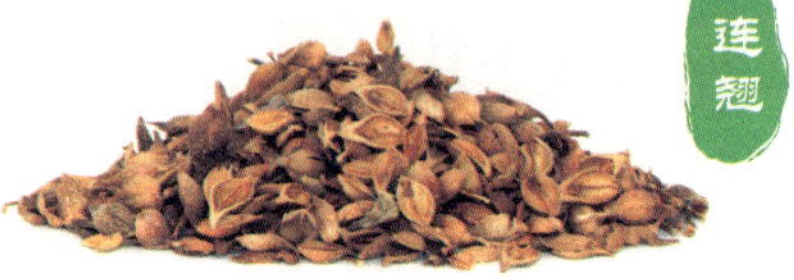

性味归经

性微寒、味苦，归肺、心、小肠经。

功效主治

清热解毒，消肿散结。主治肺结核，血小板减少性紫癜，过敏性紫癜，呃逆，便秘，急性肾炎等。

禁忌

脾胃虚弱者，气虚发热者，痈疽已溃、脓稀色淡者忌服。

生境产地

连翘大多生长在草丛、山谷、山坡灌丛、山沟疏林中，分布于河北、陕西、山西、山东、河南、湖北、安徽、四川等地。

药材加工

秋天，连翘果实刚刚成熟且稍带绿色时采收，然后去掉杂质蒸熟后晒干，这种状态的连翘果实称为青翘；等到连翘果实熟透时再采收，并去除杂质、晒干，此时称为老翘。

现代研究

连翘中含有多种成分，如挥发油、熊果酸、三萜皂苷、齐墩果酸、生物碱等。连翘具有抗病毒、广谱抗菌的作用，能够抑制多种革兰氏阳性及阴性细菌、流感病毒等。连翘还具有轻微的强心、降血压、减轻四氯化碳所导致的肝脏变性和坏死、镇吐、抗炎、解热、利尿等作用。

常用土单方

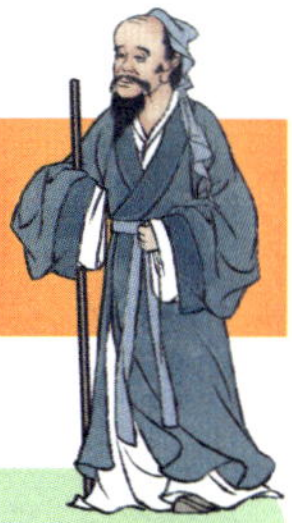

方一

处方 >>

连翘 500 克。

用法 >>

以上药物，加工成细粉剂。成人每天 20 ~ 25 克，分 3 次，饭前服。忌食辛辣食物及酒等。

主治 >>

肺结核。

方二

处方 >>

连翘 18 克。

用法 >>

加入清水，文火煎至 150 毫升。分 3 次，饭前服用。一般服用 2~7 日，紫癜可完全消退。

主治 >>

血小板减少性紫癜，过敏性紫癜。

方三

处方 >>

连翘心 60 克。

用法 >>

取上药，炒焦煎水服，或炒焦研末服，每次 10 克，每天 3 次。

主治 >>

呃逆。

方四

处方 >>

连翘适量。

用法 >>

以上药物，去梗洗净，曝干，装罐备用。每次用 15 ~ 30 克，开水冲泡或煎沸代茶饮用，连服 1~2 周。

主治 >>

便秘。

方五

处方 >>

连翘 30 克。

用法 >>

以上药物，加水用文火煎成 150 毫升。分 3 次，饭前服（小儿酌减），连用 5~10 天。忌食辛辣及盐。

主治 >>

急性肾炎。

方六

处方 >>

连翘干品 15~30 克。

用法 >>

开水冲泡煎沸代茶饮，连服 1~2 周。

主治 >>

便秘。

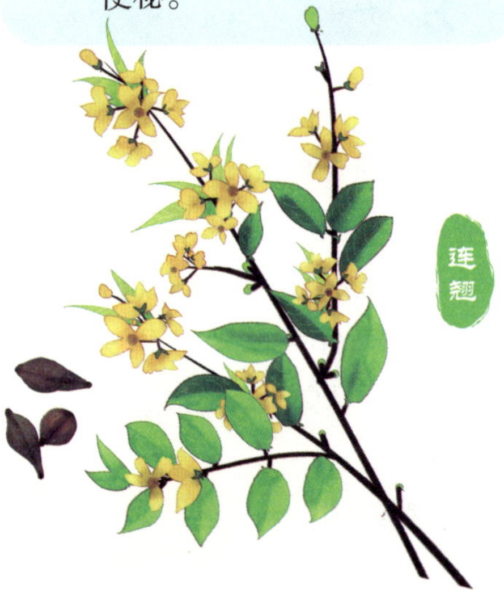

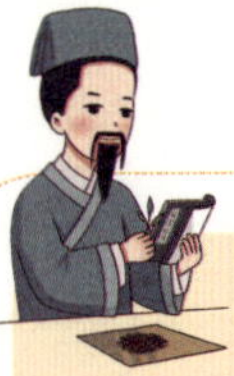

中医小讲堂

连翘能治疮疡

对于体表化脓感染性疾病，用连翘涂在伤口处来治疗，有一定效果。疮疡如果是红肿热痛的实证，可用连翘治疗；如果疮疡色暗红，长久不愈，那就是阴证，不能再用连翘治疗。

第二章

解表土单方

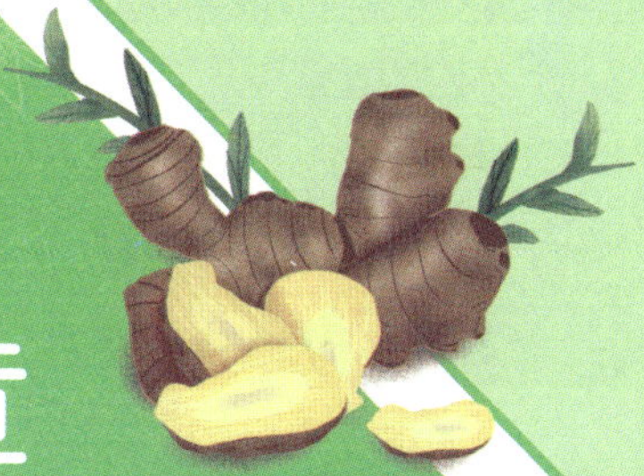

解表指解除表证。解表土单方能促进发汗、疏肌解表，代表药物有白芷、麻黄、菊花、葛根、生姜等。

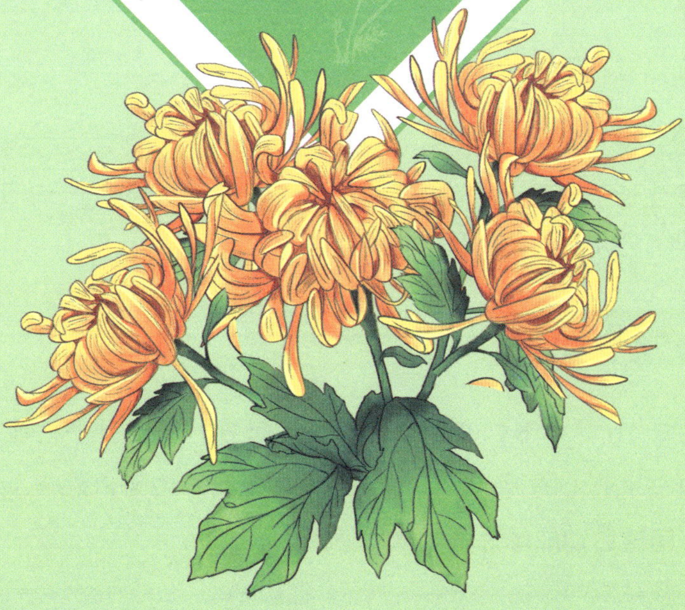

发表散寒

白芷

别名 香白芷、杭白芷。

药材来源

白芷为伞形科植物白芷和杭白芷的干燥根。

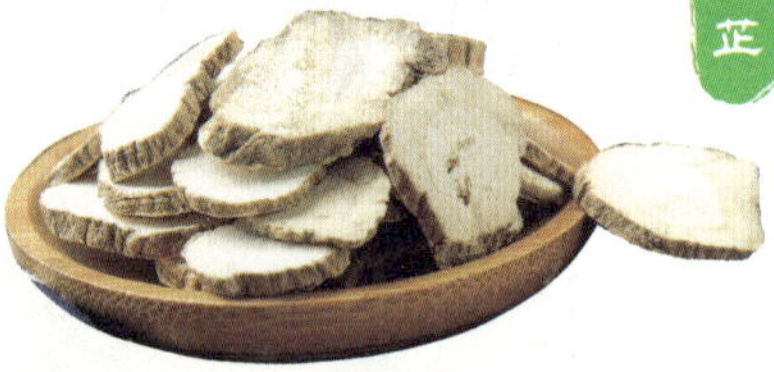

性味归经

性温、味辛，归肺、胃、大肠经。

功效主治

解表散寒，祛风止痛，宣通鼻窍，消肿排脓，燥湿止带。主治感冒，肝硬化腹水，关节积水，腰麻后头痛，头风头痛，眩晕，口臭等症。

禁　忌

阴虚血热者、孕妇以及婴幼儿忌服。

生境产地

白芷多生长于林下、河岸、溪旁、山谷、草地等处，分布于浙江、河南、河北、湖南、湖北、四川、云南以及东北等地。

药材加工

每年10月中下旬开始播种，第二年8月下旬叶子枯萎后采收。采收后抖去草药上的泥土，晒干或烘干后使用；也可以除去杂质，浸泡在水中，晒透后切成厚片，干燥后使用。

现代研究

白芷中富含多种成分，如欧前胡素、比克白芷醚、比克白芷素、氧化前胡素、固醇类化合物、挥发油等，这些成分赋予了白芷镇痛、解热、抗炎等功效。除此之外，白芷还能抑制多种致病细菌，如痢疾杆菌、大肠杆菌、伤寒杆菌、绿脓杆菌、副伤寒杆菌、癣菌等；还有扩张血管，缓解平滑肌痉挛，止血，增强皮肤对紫外线的敏感性等作用。

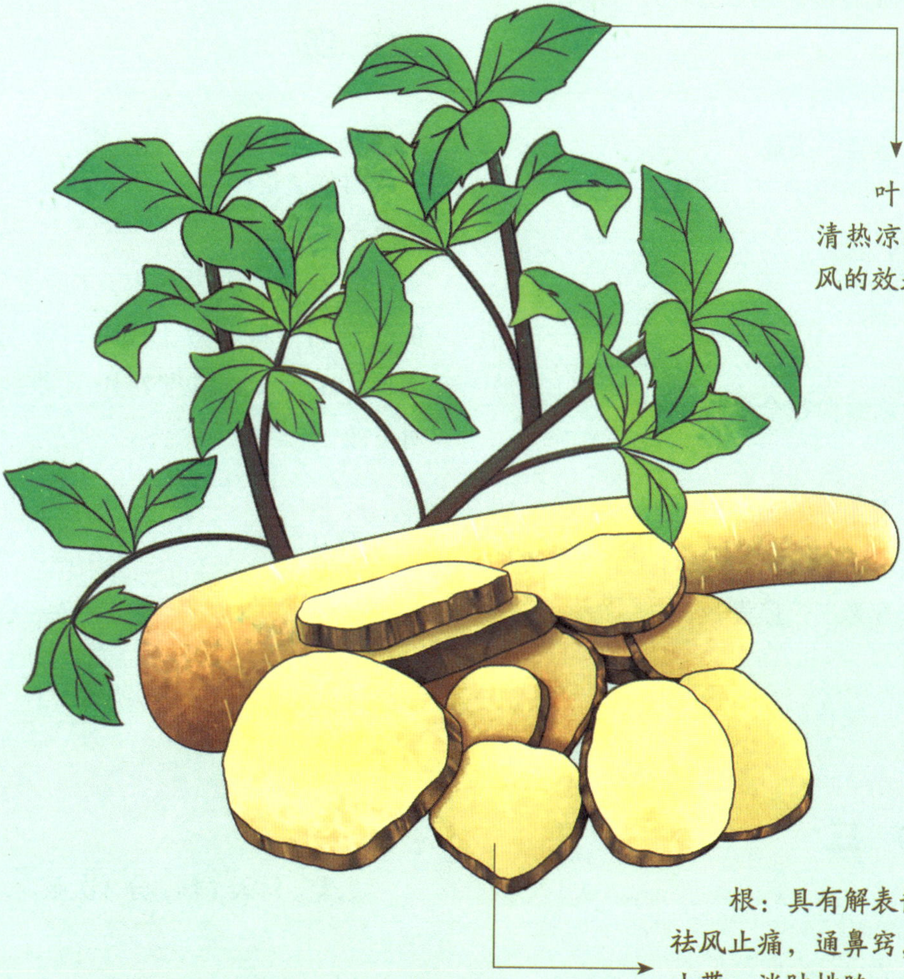

叶：具有清热凉血，祛风的效果。

根：具有解表散寒，祛风止痛，通鼻窍，燥湿止带，消肿排脓，止痒的功效。

常用土单方

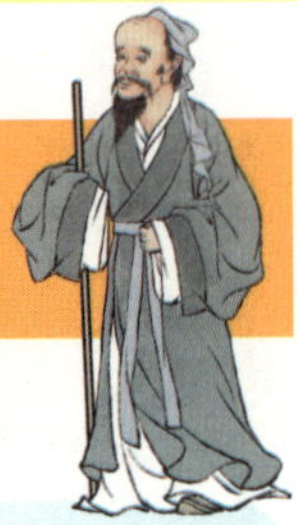

方一

处方 >>

白芷 100 克。

用法 >>

研细粉，制成水丸，每服 6 克。

主治 >>

感冒，头痛。

方二

处方 >>

新鲜白芷全草 60~70 克。

用法 >>

取上药，越新鲜越好，最好随采随用。水煎服，每天 1 剂，半个月为 1 个疗程。

主治 >>

肝硬化腹水。

方三

处方 >>

白芷 35 克。

用法 >>

研末，饭后开水送服 5 克。

主治 >>

口臭。

方四

处方 >>

白芷适量。

用法 >>

取上药，研为细末，加入黄酒调匀，将其敷于局部，每天换 1 次，一般用药 7~10 日即可见效。

主治 >>

关节积水。

方五

处方 >>

白芷 30 克。

用法 >>

水煎。每天 1 剂，分 2 次服。

主治 >>

腰麻后头痛。

麻黄

发表散寒

别名 麻黄草、龙沙、卑相、卑盐、田麻黄。

药材来源

麻黄为麻黄科植物草麻黄、中麻黄或木贼麻黄的干燥草质茎。

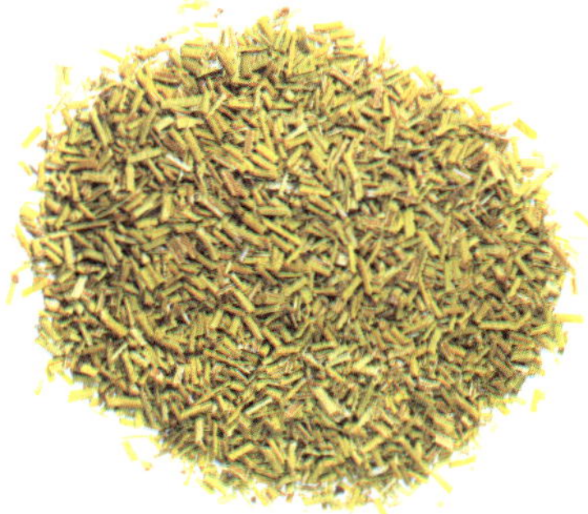

性味归经

性温，味辛、微苦，归肺、膀胱经。

功效主治

发表散寒，宣肺平喘，利水消肿。主治顽癣，遗尿，小儿腹泻，风寒感冒，胸闷喘咳，风水浮肿，支气管哮喘。

禁忌

体虚自汗、盗汗、虚喘及阴虚阳亢者忌服。

生境产地

草麻黄多生长于山坡、平地、河床、干燥荒地、草原及固定沙丘上，常成片生长，分布于辽宁、吉林、内蒙古、宁夏、山西、河北、河南等地。

药材加工

秋季割取绿色的草质茎枝，以色淡绿、无木质茎及杂质者为佳，晒干备用。

现代研究

麻黄的主要成分是麻黄碱，还有一定量的麻黄定碱、伪麻黄碱和苄基甲胺，以及少量的鞣酸、儿茶酚、多种无机盐和挥发油。麻黄碱的药理作用类似于肾上腺素，但作用较为缓和而持久。它主要通过松弛支气管平滑肌发挥作用，特别是在支气管痉挛的情况下，其效果更为显著，因此具有平喘的作用。此外，麻黄碱还能刺激心肌、收缩血管、提高血压。挥发油具有促进出汗的作用，可抑制流感病毒。伪麻黄碱则具有明显的利尿作用。

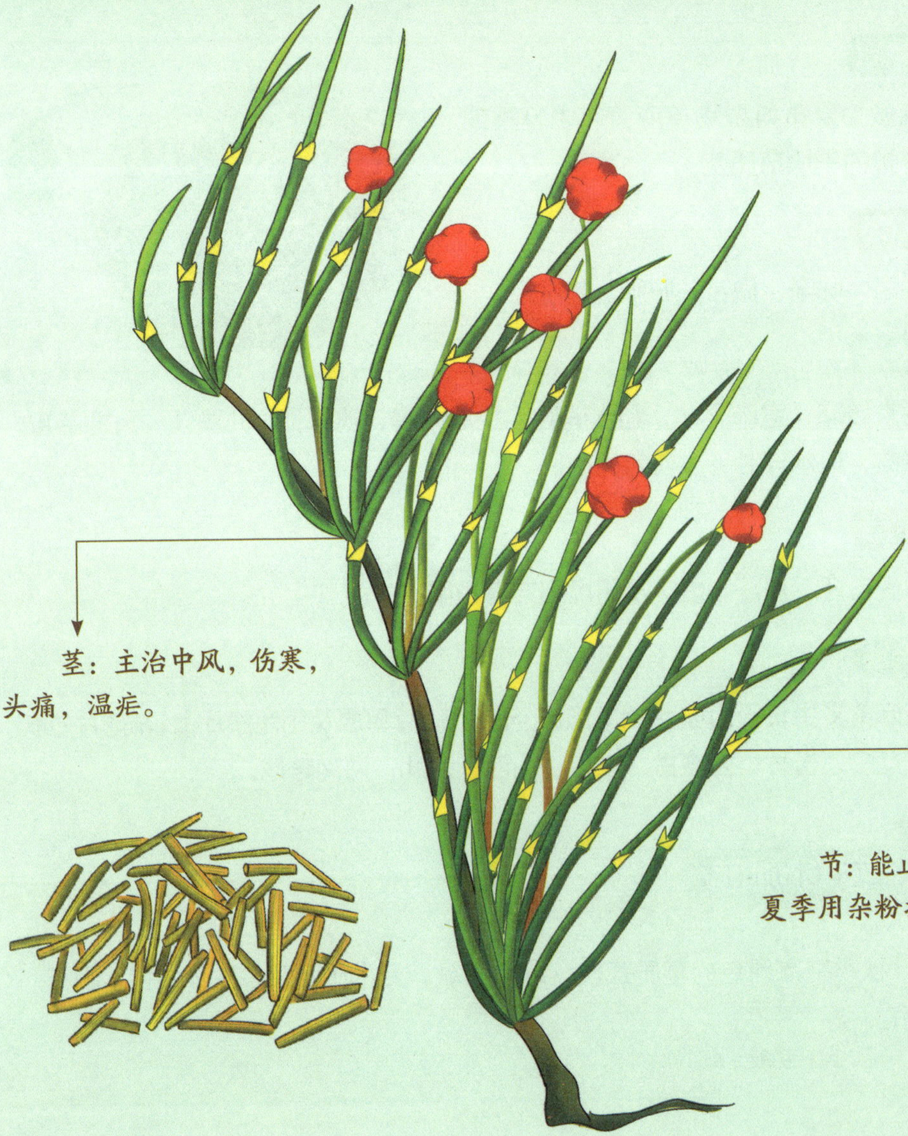

常用土单方

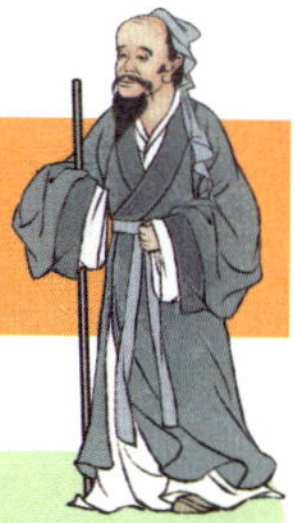

方一

处方 >>

麻黄15克。

用法 >>

取上药，加入一小碗清水，武火煮5分钟。温服，每天2剂。

主治 >>

顽癣。

方二

处方 >>

生麻黄适量。

用法 >>

水煎1次，去除上面的药沫。睡前服用，5~7岁儿童每剂用3克，8~15岁每剂用5克，15岁以上每剂用10克，连续服用1个月。

主治 >>

遗尿。

方三

处方 >>

麻黄2~4克。

用法 >>

取上药，酌配前胡4~8克，用水煎成300毫升左右，稍加白糖。频频口服，每天1剂。

主治 >>

小儿腹泻。

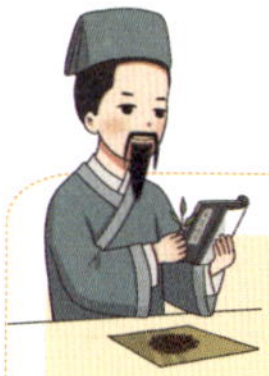

中医小讲堂

有毒的麻黄碱

从草麻黄和木贼麻黄中能提取出麻黄碱。麻黄碱在治疗低血压、哮喘等疾病方面有一定效果，但是要控制用量，否则会产生中毒反应。中毒后，患者会有眩晕、头痛、呼吸困难、嗜睡、出汗等临床症状，如果不及时治疗可能会有生命危险。

菊花

散风清热

别名 节华、金精、甘菊、金蕊、家菊、簪头菊、甜菊花等。

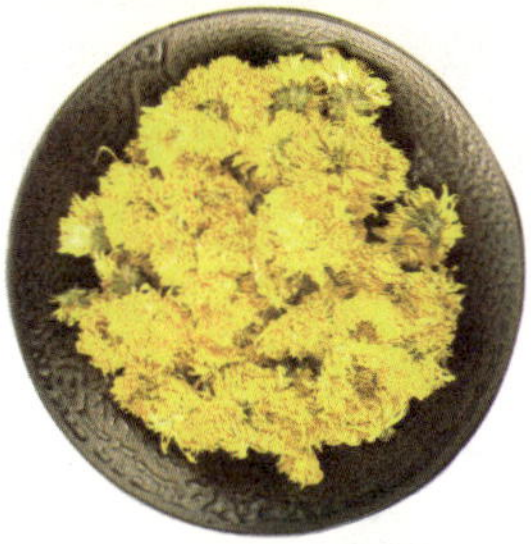
菊花

药材来源

菊花为菊科植物菊的干燥头状花序。

性味归经

性微寒，味甘、苦，归肺、肝经。

功效主治

散风清热，平肝明目。主治中心性视网膜脉络膜炎，冠心病，心绞痛，偏头痛，失眠，疔毒，风热感冒，寻常疣。

禁　忌

脾胃气虚、畏寒者忌服。

生境产地

菊花喜温暖、湿润的环境，多生长在土壤肥沃、排水良好的沙壤土中，主要分布于安徽、浙江、河南和四川等省。

药材加工

菊花多生用，用时应拣出叶梗、花柄等其他杂质；也可于秋末花盛开时，在晴天露水干后采摘头状花序，风干、焙干或蒸干。

现代研究

菊花含有多种成分，如挥发油（含有龙脑、樟脑、菊油环酮等）、菊苷、水苏碱、腺嘌呤、胆碱、微量维生素 A、氨基酸和刺槐素等。将菊花浸泡或煎煮成 1 ∶（1~5）的浓度，能抑制金黄色葡萄球菌、皮肤真菌等多种致病性杆菌；如果浸泡的浓度再高一些，还能抑制流感病毒 PR3 和钩端螺旋体的生长。菊花制剂具有提高心肌耗氧量，增加冠脉血流量，扩张冠状动脉，降压，抑制毛细血管通透性，抗炎的作用。

花：具有清肝明目，清热解毒的功效。主治风热感冒，疮痈肿毒。

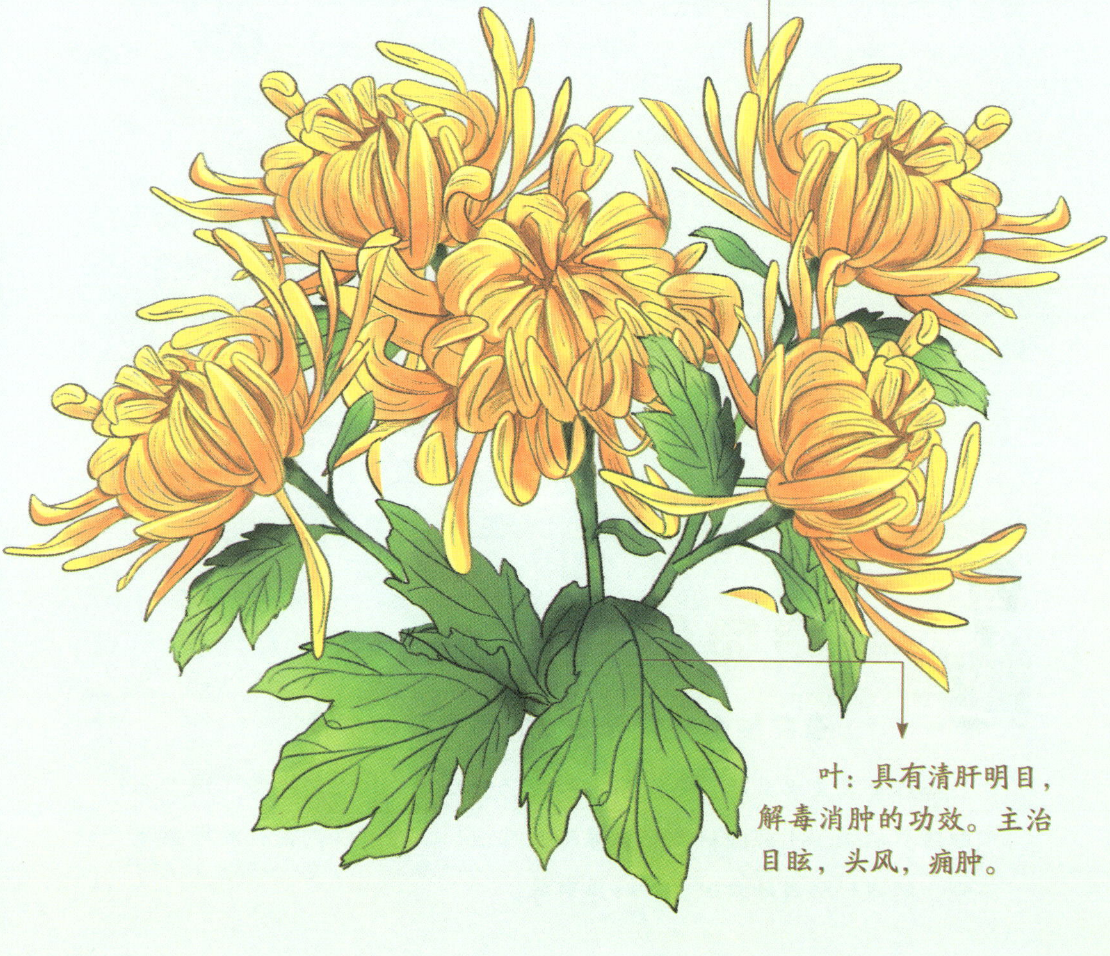

叶：具有清肝明目，解毒消肿的功效。主治目眩，头风，痈肿。

常用土单方

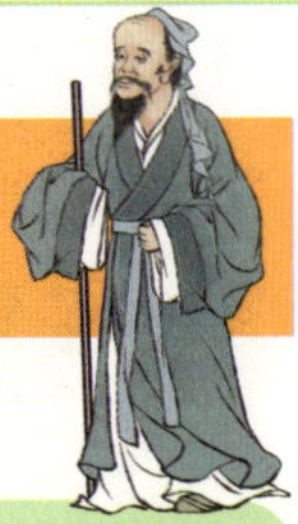

方一

处方 >>

菊花 30 克。

用法 >>

将菊花塞入一只猪心内，加水适量，不用作料，文火慢煲熟透为宜。去渣吃肉喝汤，每 3 天吃 1 次。

主治 >>

中心性视网膜脉络膜炎。

方二

处方 >>

白菊花 300 克。

用法 >>

加入清水煎 2 次，再将药汁合并浓缩至 500 毫升。每天 2 次，每次服用 25 毫升，2 个月为 1 个疗程。

主治 >>

冠心病，心绞痛。

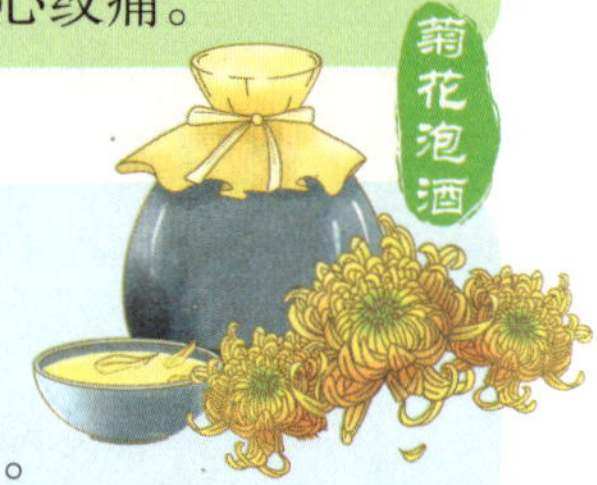

方三

处方 >>

菊花 30 克。

用法 >>

将菊花放入 100 毫升低度白酒内浸泡 3 天，去渣，浸泡的药液可加入适量开水、白糖炖服。每天 1 次，3 天为 1 个疗程。若 1 个疗程效果不明显，可停药 3 日，再继续服用第 2 个疗程。

主治 >>

寻常疣。

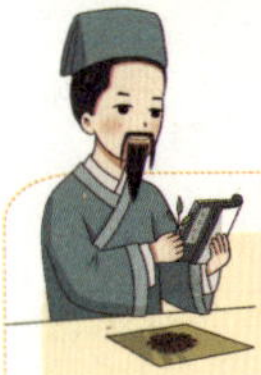

中医小讲堂

菊花能中和食用油炸食品导致的不适

油炸食品又香又脆，是很多人钟爱的食物之一，但是吃多了很容易引起脾胃热滞，出现便秘、腹胀等不良反应，此时可以用菊花加蜜枣泡茶喝，能减轻肠胃的负担，对肠胃有益。

解肌退热

葛根

别名 干葛、甘葛、粉葛、葛麻茹、黄葛藤、野扁葛等。

药材来源

葛根为豆科多年生落叶藤本植物葛的干燥根。

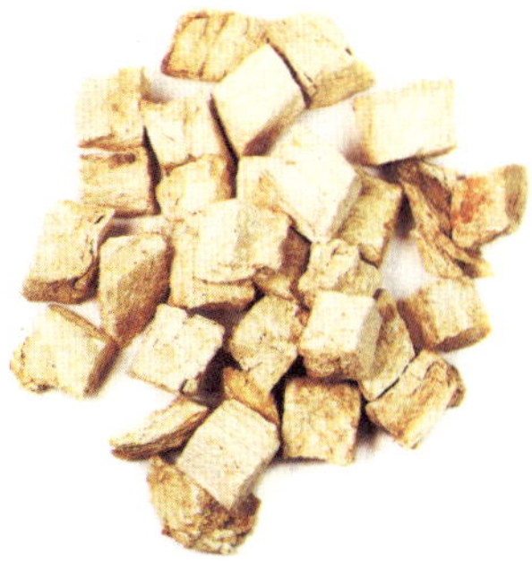

性味归经

性凉，味甘、辛，归脾、胃经。

功效主治

解肌退热。主治高血压病，高脂血症，跌打损伤，服药过量所致的烦闷。

禁忌

脾胃虚寒者忌服。

生境产地

野葛多生长于山坡草丛较阴湿处，分布于西藏、新疆除外的全国大部分地区。

药材加工

在春、秋两季，采摘新鲜的材料，将其清洗干净，去掉外皮，切成薄片，晾干或烘干。首选颜色白、块头大、质地坚实、纤维含量少、粉末含量高的材料，颜色黄、质地松软、纤维含量多、没有粉末的材料次之。

现代研究

本产品富含多种黄酮类物质，如大豆苷、大豆素、总黄酮、葛根素、葛根醇、葛根藤素和异黄酮苷。葛根具有扩张脑血管和冠脉的作用，能够增加冠脉和脑血流量；并具有抗肿瘤、抗氧化作用。另外，葛根中含有的总黄酮能够降低心肌耗氧量，增加氧气供应；葛根素还能够抑制血小板凝集。

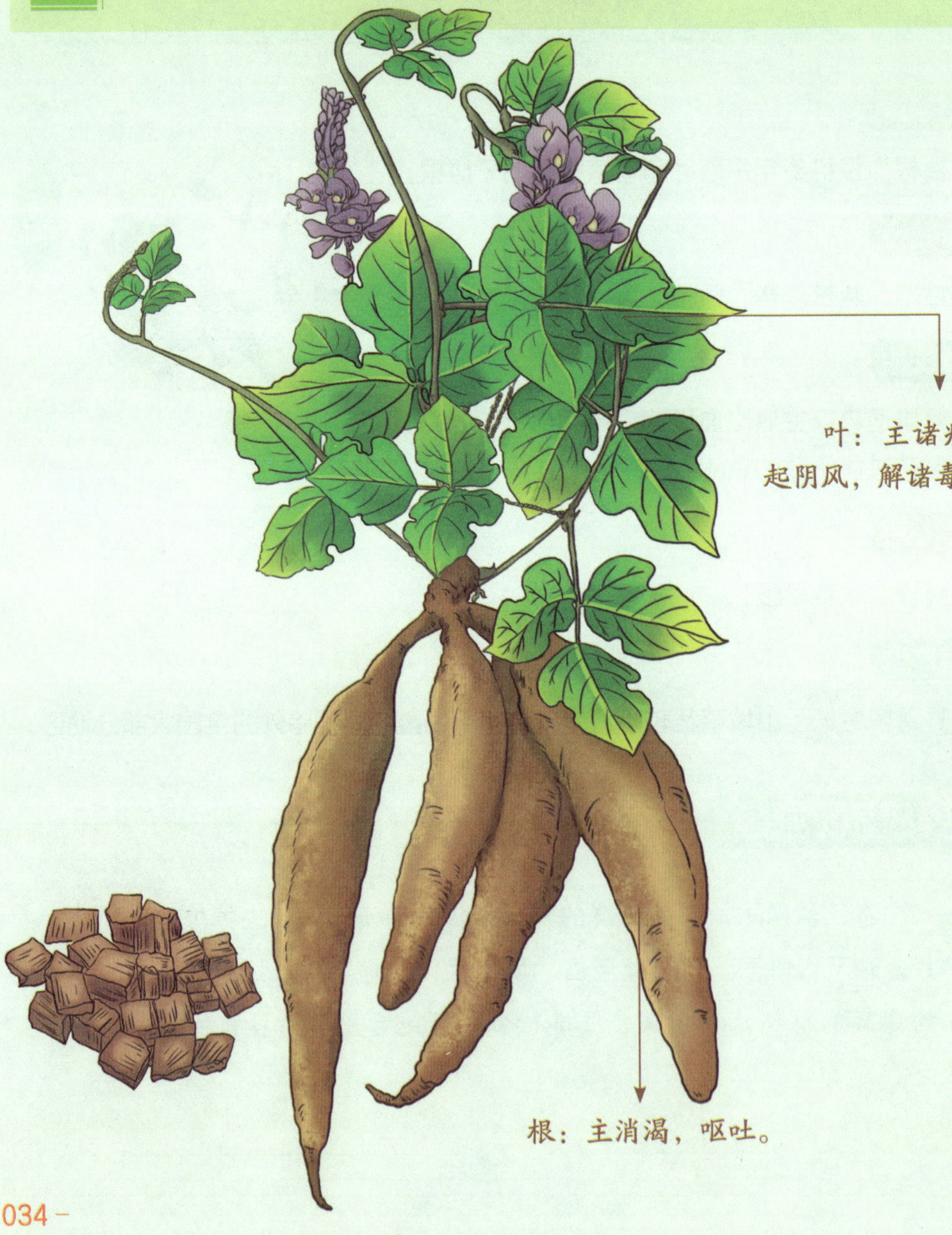

常用土单方

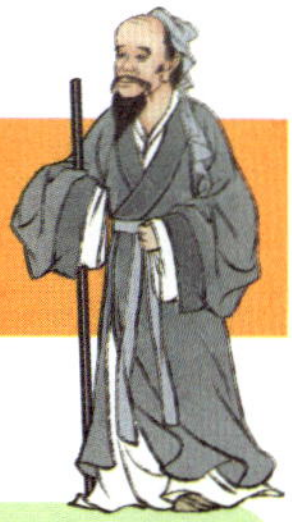

方一

处方 >>

葛根 10~15 克。

用法 >>

以上药物，水煎。分 2 次口服，每天 1 剂，连用 2~8 周为 1 个疗程。

主治 >>

高血压病。

方二

处方 >>

葛根 15 克。

用法 >>

取上药，加入 250 毫升清水，煎至 100 毫升，每天服用 2 次。一般连续用药 1 个月即可见效。

主治 >>

高脂血症。

方三

处方 >>

葛根 100 克。

用法 >>

放入 500 毫升的清水中浓煎至 200 毫升。先热敷，然后浸泡患处。

主治 >>

跌打损伤。

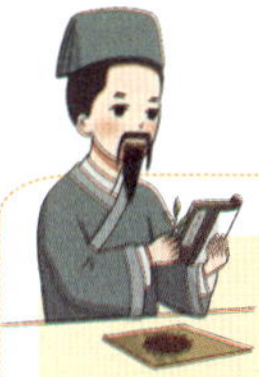

中医小讲堂

哪种类型的葛根比较好呢？

野葛根是豆科葛属植物野葛的干燥根，这种葛根切面呈黄白色，略甜，口感略差。粉葛根是豆科植物甘葛藤的干燥根，这种葛根切面一般都存在同心圆的纹理，较为甘甜，口感比野葛根好。

发汗解表

生姜

别名　姜、百辣云、姜根。

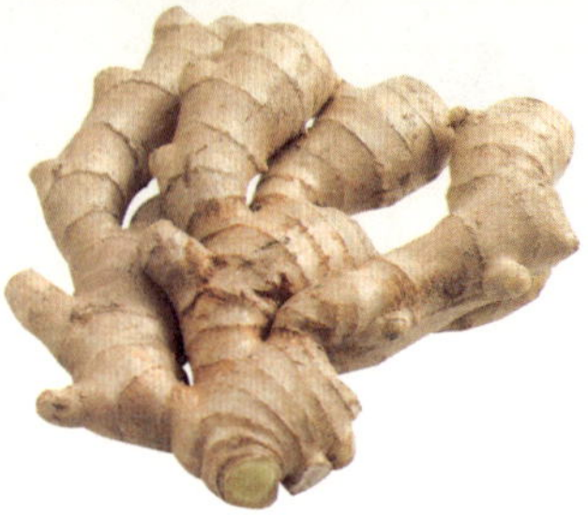

药材来源

生姜为姜科植物姜的鲜根状茎。

性味归经

性微温、味辛，归肺、脾、胃经。

功效主治

发汗解表，温中止呕，解毒。主治手足扭伤，呃逆，水、火烫伤，咳喘，预防晕船、车，大便不通，白癜风等症。

禁　忌

阴虚内热者忌服。

生境产地

姜一般生长在阴凉的环境中。全国各地均有栽培，主要分布于四川、山东、广东、陕西等地。

药材加工

秋、冬两季采挖，挖出后除去须根和泥沙，然后切片生用。《本草纲目》中有煨姜功效的记载，指出生姜可以发散寒邪，而煨姜则能调和脾胃。

现代研究

研究发现，生姜中含有挥发油，油中主要为 β－水芹烯、α－姜烯、芳香醇、柠檬醛、壬醛和 2－龙脑、甲基庚烯酮、姜辣素。生姜具有促进消化液分泌的作用，可以增进食欲，同时具有镇痛、抗炎、镇吐和消肿的功效。其醇提取物可以刺激血管运动中枢、呼吸中枢和心脏。正常人嚼生姜可以使血压升高。另外，生姜对霍乱弧菌、伤寒杆菌、阴道滴虫和堇色毛癣菌都有一定程度的抑制和杀灭作用。近期研究指出，生姜可以调节人体前列腺水平。

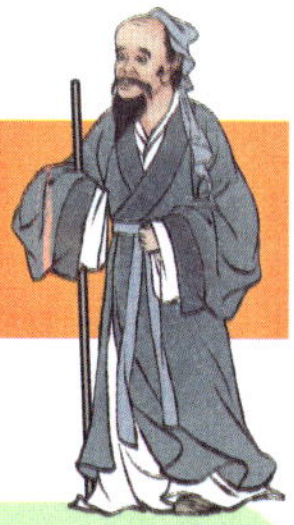

常用土单方

方一

处方 >>

生姜。

用法 >>

取生姜、葱白各适量，捣烂后和面炒热敷于患处。

主治 >>

手足扭伤。

方二

处方 >>

鲜生姜适量。

用法 >>

取新鲜多汁的生姜 1 块洗净，切成薄片。用时取生姜片放入口中咀嚼，边嚼边咽姜汁，一般嚼 1~3 片后即可见效。

主治 >>

呃逆。

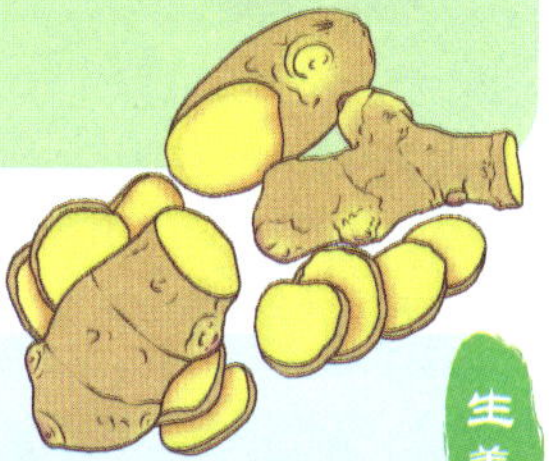

方三

处方 >>

生姜适量。

用法 >>

取上药，捣烂榨汁。用药棉蘸姜汁敷于患处。轻者，用药 1 次即可；重者，把纱布用姜汁浸湿敷于患处 24~48 小时。结痂脱落后痊愈。

主治 >>

水、火烫伤。

方四

处方 >>

鲜生姜适量。

用法 >>

取上药3块如鸡蛋黄大，去皮，切碎，加入1个鸡蛋，调匀，再放入油中煎成黄色。趁热吃，每天晨起1次，7天为1个疗程。

主治 >>

咳喘。

方五

处方 >>

生姜适量。

用法 >>

把生姜切成5厘米左右的条状，涂上盐插入肛门。

主治 >>

大便不通。

方六

处方 >>

鲜生姜适量。

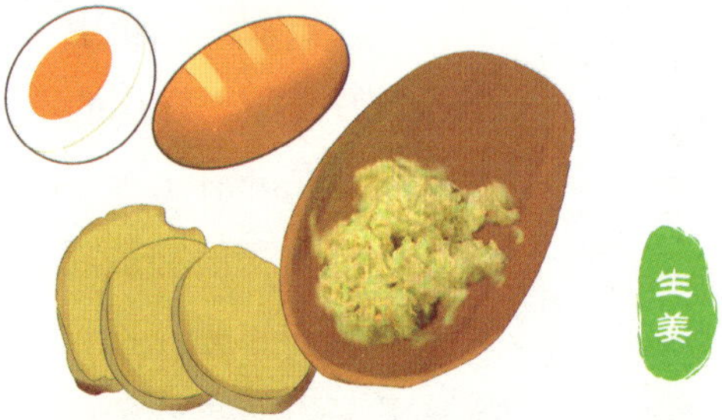

用法 >>

将生姜切片，然后将其贴敷于内关穴（男左女右）上，外用纱布和胶布固定。

主治 >>

预防晕船、车。

方七

处方 >>

鲜生姜适量。

用法 >>

捣烂取汁，涂抹患部。

主治 >>

白癜风。

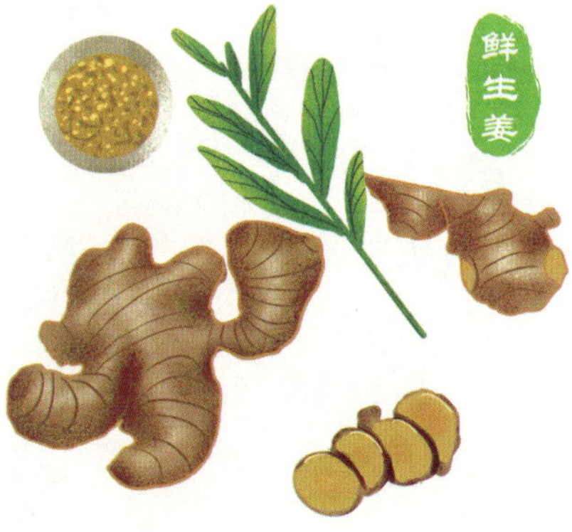

第三章

利水渗湿土单方

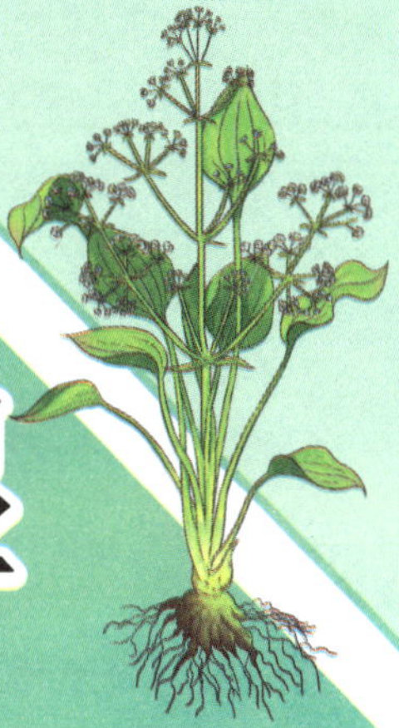

利水渗湿药指能通利水道、渗除水湿的药物，能排除停蓄在人体内的水湿之邪，治疗小便不利、水肿等症，代表药物有苎麻根、茯苓等。

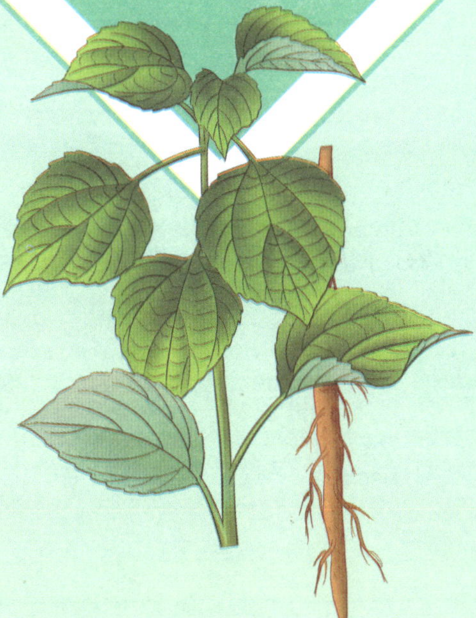

止血利尿

苎麻根

别名 苎根。

药材来源

苎麻根为荨麻科多年生草本植物苎麻的根和根状茎。

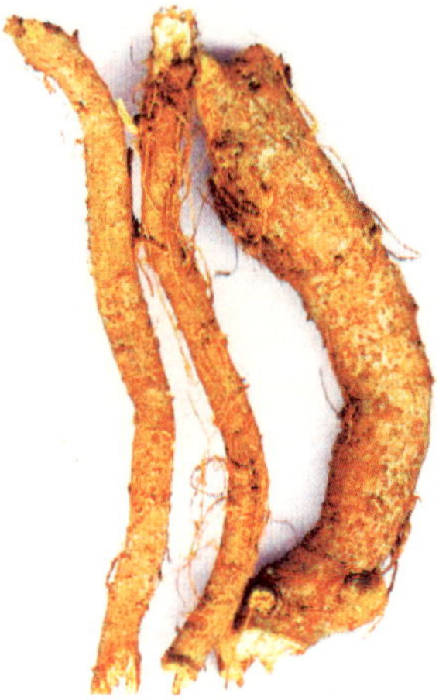

性味归经

性寒、味甘，归肝、心经。

功效主治

安胎，清热解毒，凉血止血。主治血热胎动不安，胎漏下血，流行性腮腺炎，胃、十二指肠溃疡出血。

禁　　忌

无实热者慎服。

生境产地

苎麻喜温暖湿润气候，怕风、忌积水，对土壤适应性较强。主产于山东、江苏等省。

药材加工

一般在冬、春两季采挖，采挖后洗净其根部的泥土，除去须根和芦头，然后晒干。

现代研究

研究发现，苎麻根里含有多种成分，如三萜类、酚类、有机酸类、生物碱类、黄酮类等。野苎麻的提取物具有减少创面出血量、缩短出血时间的功效。除此之外，苎麻根还能抑制革兰氏阳性菌和阴性菌。

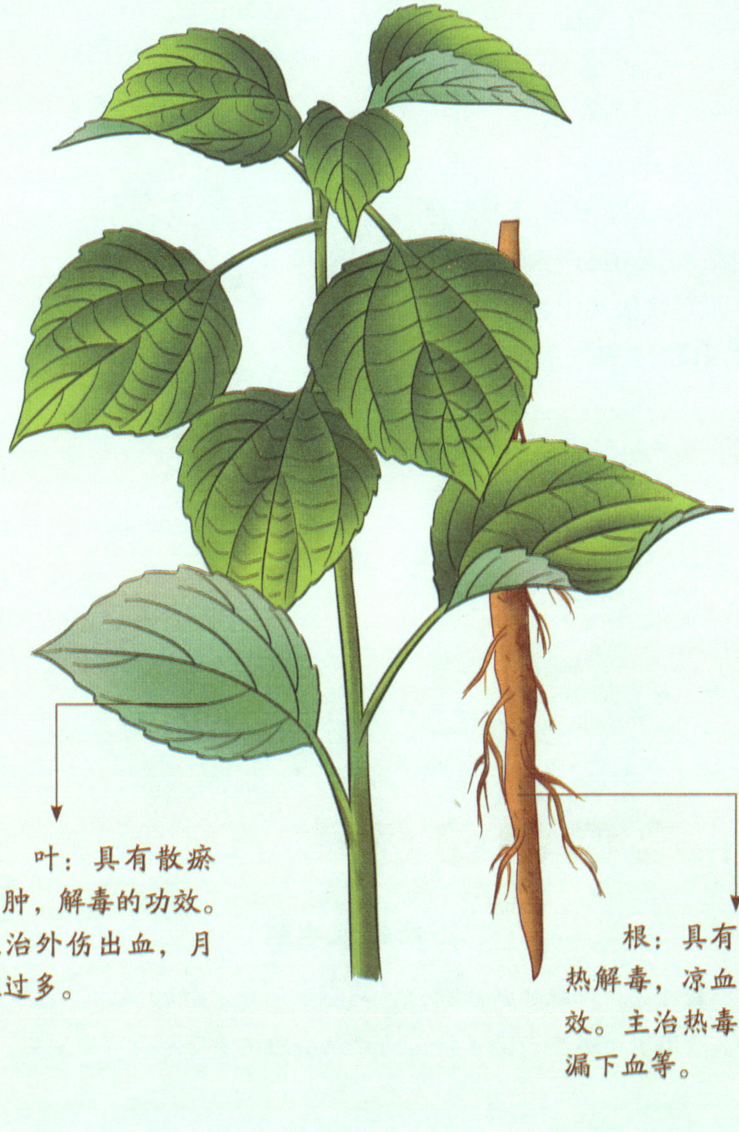

常用土单方

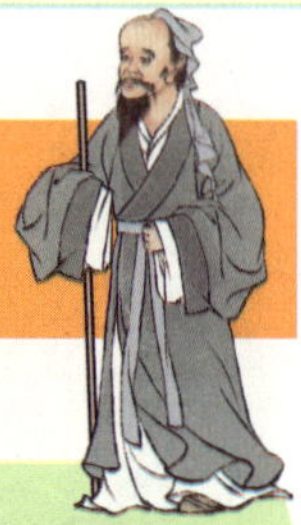

方一

处方 >>

芒麻根适量。

用法 >>

以上药物，加适量清水，煎煮2次，合并滤液，浓缩成200%~300%的苎麻根液。每天取60~90毫升，分3次口服，至大便潜血试验转阴后1天停药；也可每天用30~60毫升在胃镜直视下喷射到出血病灶处，或同时用口服法和喷射法治疗。

主治 >>

胃、十二指肠溃疡出血。

方二

处方 >>

新鲜苎麻根适量。

用法 >>

以上药物，用清水洗净，捣烂取汁，不时地搽抹患部，肿到什么部位搽到什么部位。如果伤势严重，肿痛特别厉害，擦完后再将捣烂的苎麻叶包扎在伤口处，至肿痛消失为止。

主治 >>

蜈蚣咬伤。

方三

处方 >>

苎麻根30克。

用法 >>

以上药物，研成细粉，加醋调成糊状，涂抹于患处，每天3~4次。

主治 >>

流行性腮腺炎。

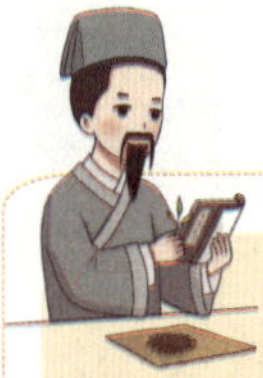

中医小讲堂

苎麻根配大蓟

大蓟的凉血止血之力比较强，同时有散瘀消痈的功效。它与苎麻根相配，适用于血热妄行的各种出血证及痈肿疮毒等。

利水渗湿

茯苓

别名 茯菟、茯灵、松薯、松腴、绛晨伏胎、云苓、松苓等。

药材来源

茯苓为多孔菌科真菌茯苓的干燥菌核。

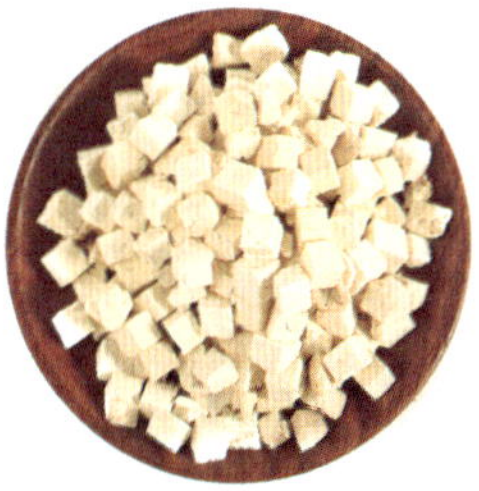

性味归经

性平，味甘、淡，归心、脾、肺、肾经。

功效主治

利水渗湿，健脾，宁心。主治肾虚遗精，斑秃，婴幼儿秋季腹泻，精神分裂症，水肿尿少，痰饮眩悸，脾虚食少，便溏泄泻，心神不安，惊悸失眠。

禁　忌

阴虚火旺者忌服。

生境产地

真菌茯苓多寄生于干燥、向阳山坡上的马尾松、黄山松、赤松等树种的根际，分布于湖北、山东、安徽、四川、云南等地。

药材加工

将茯苓清洗干净，去除泥土，然后堆放在通风不良的角落或者瓦缸中。水分释放后取出茯苓，擦去水珠，摊放在阴凉处，待表面干燥后再次进行“发汗”。

现代研究

最新研究发现，茯苓中的主要成分是茯苓糖，含量高达84.2%。此外，茯苓中还含有少量的硬烷、纤维素、松苓酸、组氨酸、胆碱和葡萄糖。有资料称，茯苓中的茯苓多糖具有抗肿瘤、提高免疫功能、抵抗胸腺萎缩和脾脏增大等作用。此外，羧甲基茯苓多糖还具有免疫调节、保肝降酶、抗病毒、诱导和促进干扰素产生、减轻放射不良反应等功效。

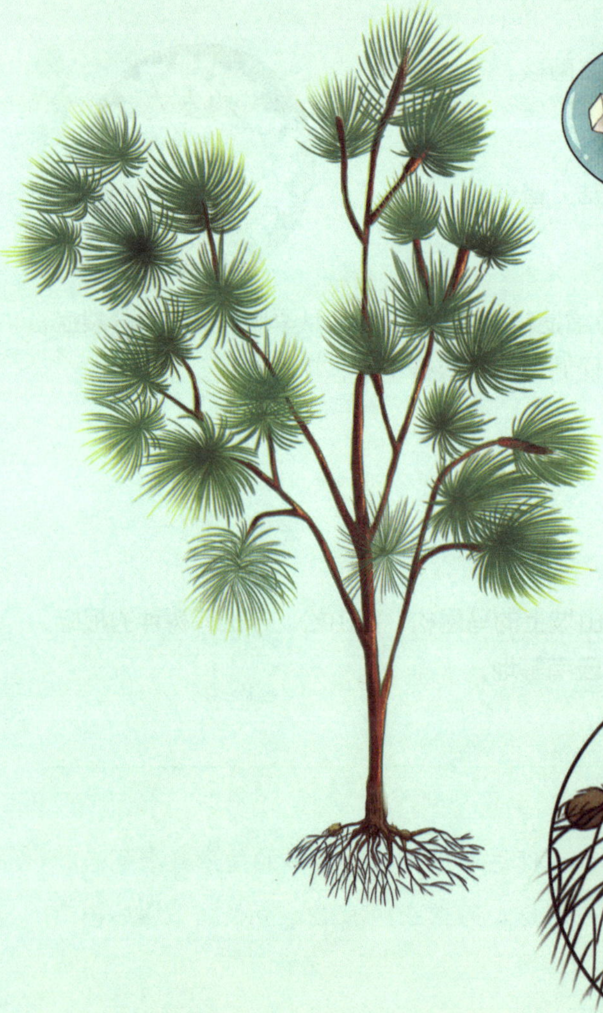

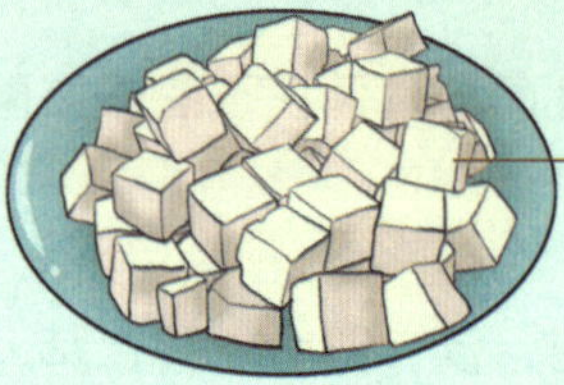

去皮干燥菌核：具有利水消肿、渗湿、宁心的功效。主治痰饮、水肿、心悸、失眠。

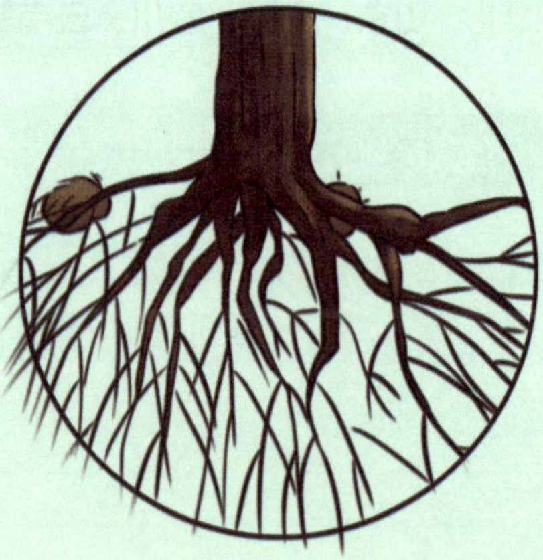

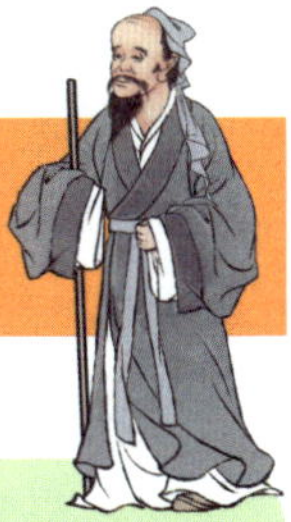

常用土单方

方一

处方 >>

茯苓适量。

用法 >>

以上药物，制成含量为30%的饼干。每次服8片（每片含生药3.5克），儿童用量减半，每天3次，1周为1个疗程。如制饼干有困难，则可换用研粉煮粥法，每次30克，每天3次。

主治 >>

水肿。

方二

处方 >>

茯苓500克。

用法 >>

取上药，研为粉末，装瓶备用。每次5克，每天3次，用温开水冲服，30天为1个疗程。

主治 >>

斑秃。

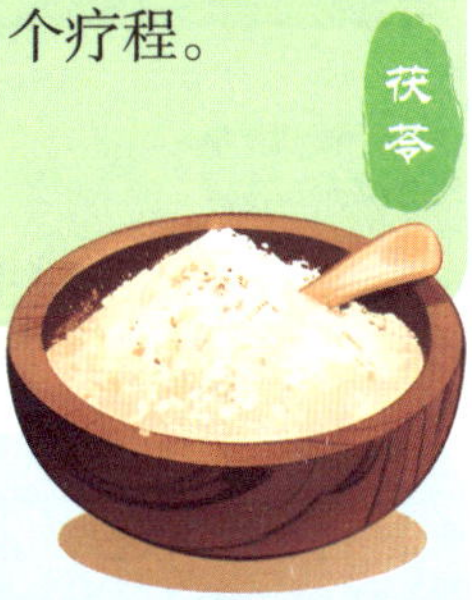

方三

处方 >>

茯苓适量。

用法 >>

以上药物，研为细粉，炒后放瓷瓶内备用。1岁以内每次1克，每天3次，口服。

主治 >>

婴幼儿秋季腹泻。

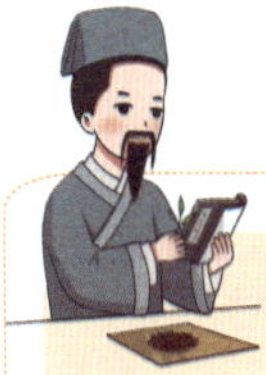

中医小讲堂

用茯苓做饼

我们一般都吃过葱油饼、鸡蛋饼等，但是你吃过用中药材茯苓做的饼吗？其实这种饼和鸡蛋饼的做法相同。据说宋朝文学家苏辙体弱多病，常感到脾胃不适，后来食用茯苓身体大有好转，脾胃也好了。之后便有人用茯苓做饼来提升食欲，帮助消化。

利水渗湿

泽泻

别名 芒芋、鹄泻。

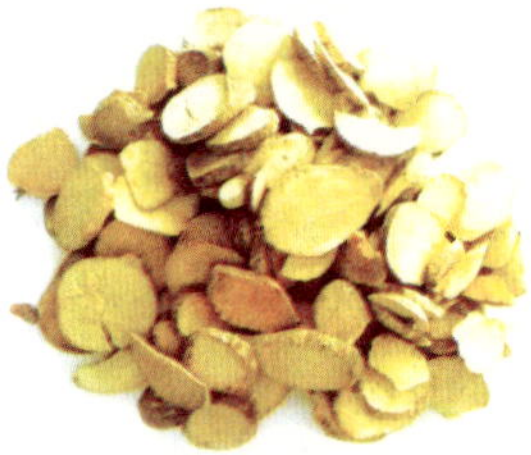

药材来源

泽泻为泽泻科植物泽泻的干燥块茎。

性味归经

性寒，味甘、淡，归肾、膀胱经。

功效主治

利水渗湿，化浊降脂，泄热。治疗肺结核，强中症，遗精，高脂血症，小便不利，水肿胀满，泄泻尿少，痰饮眩晕等症。

禁　　忌

肾虚滑精者忌服。

生境产地

泽泻多生长于湖中、溪边浅水中及沼泽地中，分布于四川、山西、福建、陕西、云南、新疆等地。

药材加工

生泽泻是将原药去除杂质后切片入药。盐泽泻又称为盐水泽泻，是指将泽泻片用盐水喷淋，待盐水被吸干后再用文火炒至微黄色，然后入药。炒泽泻是指将泽泻片经过麸炒或清炒后入药。

现代研究

泽泻主要含有三萜类化合物，如泽泻醇 A 单乙酸酯、泽泻醇 B 单乙酸酯、泽泻醇 B 等。因为泽泻富含大量的钾盐，所以它有很好的利尿作用。药用部位、炮制方法、实验动物种类、给药途径、采集季节不同都会影响泽泻的利尿作用。泽泻提取物还具有增强纤溶酶活性、抗血栓形成和抗血小板聚集的特性，这些特性使得泽泻能够从多个方面降低血脂、抑制内皮细胞损伤和抗血栓，从而有效地抑制或减轻动脉粥样硬化的发生和发展。

常用土单方

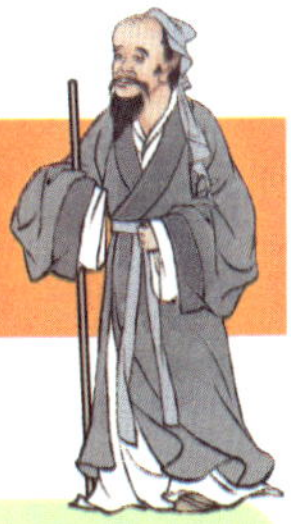

方一

处方 >>

鲜泽泻全草适量。

用法 >>

将泽泻鲜根水煎，去渣取汁，加入少许冰糖混合均匀服用。然后将鲜茎叶与少许豆腐共煮，食用。每天 1 剂，连服 1~2 个月。

主治 >>

肺结核。

方二

处方 >>

泽泻 30 克。

用法 >>

取上药，加入 300 毫升的清水，煎至 100 毫升，每天 1 次，5 天为 1 个疗程，1 个疗程结束后间隔 1~2 天，再服用第 2 个疗程，用药 2~3 个疗程即可见效。如果在药方中加入山楂、丹参、何首乌各 12 克，效果更好。

主治 >>

高脂血症。

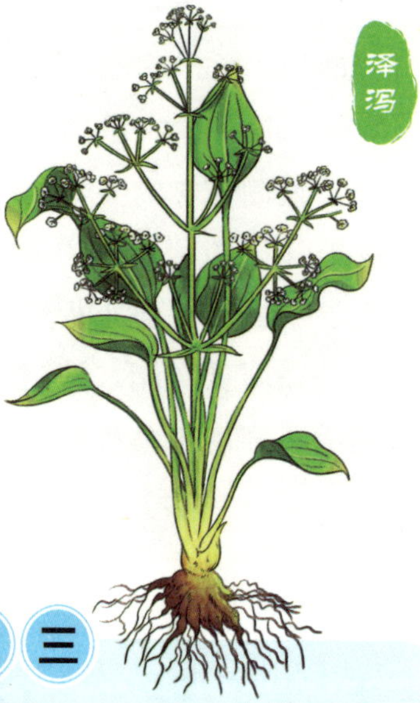

方三

处方 >>

泽泻 10~12 克。

用法 >>

以上药物，水煎，每天早晚各服 1 次。

主治 >>

遗精。

方四

处方 >>

泽泻 15 克。

用法 >>

煎汤当茶饮用，每天 1 剂。

主治 >>

强中症。

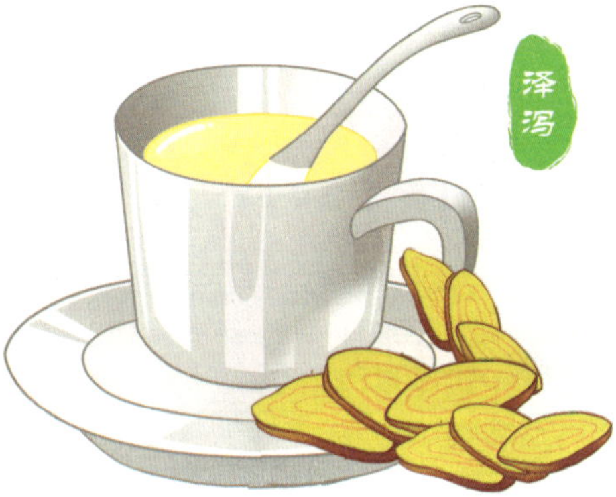

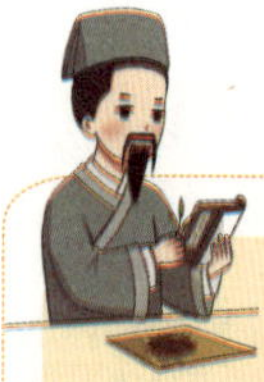

中医小讲堂

泽泻的不良反应

临床表明，泽泻并没有明显的不良反应，但是有极少数患者服用后可能会出现肠鸣、轻度食欲减退、腹泻等胃肠道反应。

利水渗湿

薏苡仁

别 名 薏米、薏珠子、回回米。

药材来源

薏苡仁为禾本科植物薏苡的干燥成熟种仁。

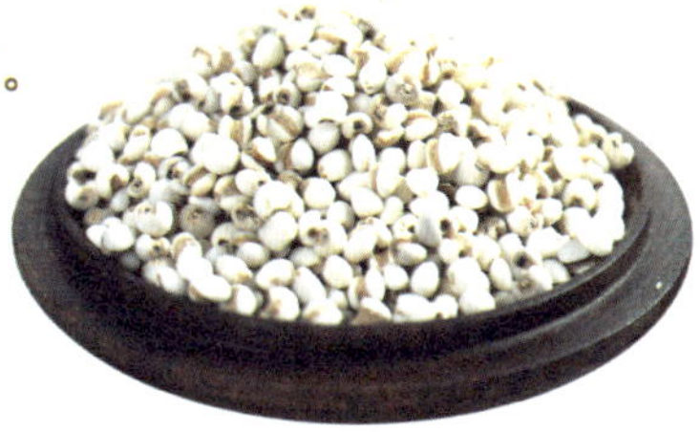

性味归经

性凉，味甘、淡，归脾、胃、肺经。

功效主治

利水渗湿，健脾止泻，除痹，排脓，解毒散结。可用于治疗脾虚泄泻，赘疣，湿痹拘挛，肺痈等。

禁 忌

切勿加碱同煮，孕妇慎用。

生境产地

薏苡喜温暖、潮湿的环境，多生长在阴湿的山谷中或河边，我国大部分地区均有分布。

药材加工

薏苡仁一般在秋季成熟，成熟后割取全株，晒干，打下果实，将外壳和黄褐色外皮去掉，去除杂质，将种仁收集起来，然后再次晒干。可生用或炒制入药。

现代研究

经现代研究发现，薏苡仁中含有多种成分，如脂肪、碳水化合物、蛋白质、维生素 B_1 等；种子中还含有薏苡酯、薏苡素、三萜化合物等成分。薏苡仁具有退热、镇痛、抗癌、抗菌等功效，还能增强人体免疫力。

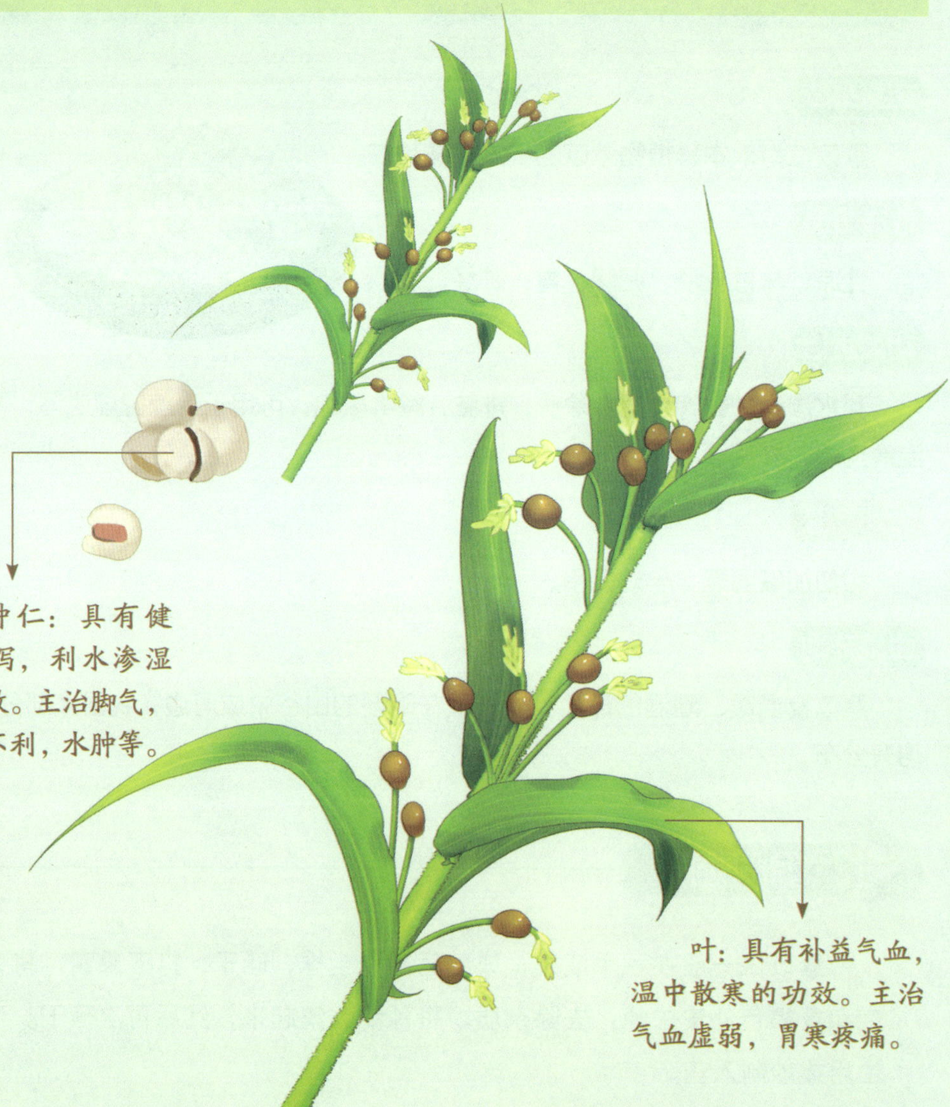
种仁：具有健脾止泻，利水渗湿等功效。主治脚气，小便不利，水肿等。
叶：具有补益气血，温中散寒的功效。主治气血虚弱，胃寒疼痛。

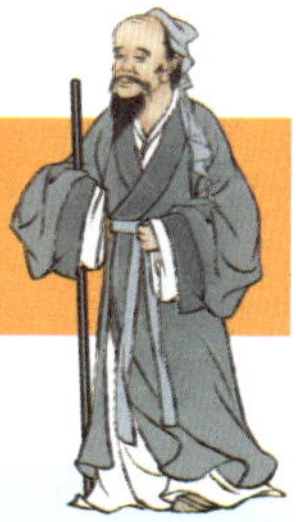

常用土单方

方一

处方 >>

薏苡仁10~30克。

用法 >>

以上药物，水煎。连渣服，每天1剂，连用2~4周。

主治 >>

脾虚泄泻。

方二

处方 >>

薏苡仁30~45克。

用法 >>

取上药，加入清水浓煎，滤取药液，放入适量白糖。分3~5次服，隔天1剂。

主治 >>

赘疣。

方三

处方 >>

薏苡仁60克。

用法 >>

取上药，加入300毫升清水，煎至200毫升。分2次口服，每天1剂。

主治 >>

肺痈。

方四

处方 >>

薏苡仁15克。

用法 >>

取上药，与蜜枣30克，加酒适量煎服。

主治 >>

湿痹拘挛。

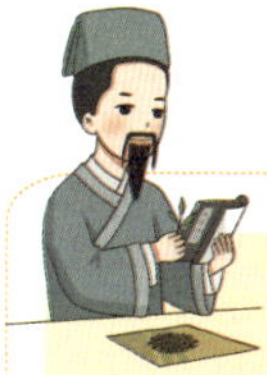

中医小讲堂

薏苡仁配冬瓜皮

薏苡仁有健脾利水的功效，冬瓜皮也有利水消肿的功效。两种药物合用，能够健脾利水消肿，适用于湿热盛而脾虚之浮肿、小便短少的患者。

利尿通淋

萹蓄

别　名　扁竹蓼、粉节草、道生草、大蓄片、路柳、斑鸠台。

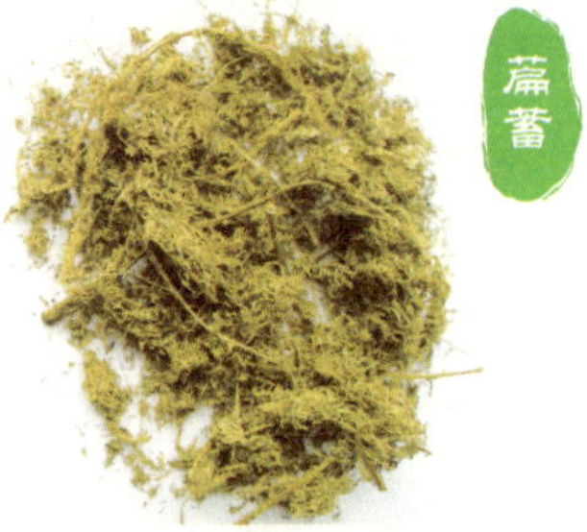

药材来源

萹蓄为蓼科植物萹蓄的干燥地上部分。

性味归经

性微寒，味苦，归膀胱经。

功效主治

利尿通淋，杀虫，止痒。治疗蛲虫病，热淋，淋浊，单纯性胆道蛔虫症，流行性腮腺炎，肛门湿疹，牙痛，细菌性痢疾。

禁　忌

阴虚及脾胃虚脱者忌服。

生境产地

萹蓄多生长于路旁、田野间及潮湿且阳光充足的地方，分布于全国各地。

药材加工

采摘后，去掉根，除去杂质，用清水洗净，浸在水中至柔软后切段，再晒干备用。

现代研究

萹蓄富含多种成分，包括咖啡酸、萹蓄苷、槲皮苷、绿原酸、杨梅苷、钾盐和硅酸等，这些成分赋予了萹蓄显著的利尿作用，可以促进钾和钠的排泄。此外，萹蓄还具有止血的功效，可以加速血液凝固，增加子宫张力，同时也可用作流产和分娩后子宫出血的止血剂；还能驱除蛔虫、蛲虫和缓解便秘，以及促进胆汁分泌和降低血压。研究还发现，萹蓄煎剂对葡萄球菌、痢疾杆菌、皮肤真菌和绿脓杆菌有抑制作用。

常用土单方

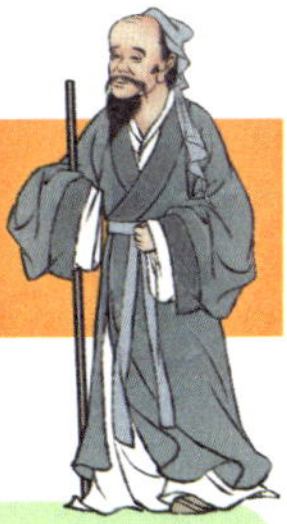

方一

处方 >>

萹蓄 100 克。

用法 >>

以上药物，水煎。分 2 次服用，每天 1 剂。

主治 >>

蛲虫病。

方二

处方 >>

萹蓄 30 克。

用法 >>

取上药，水煎。口服，每天 1 剂。

主治 >>

热淋，淋浊。

方三

处方 >>

萹蓄 50 克（鲜品 250 克）。

用法 >>

加清水煎汁，每天服用 3 次，4~7 日为 1 个疗程。注意在症状消失后要继续治疗 4 天，17 岁以下者根据年龄减量。

主治 >>

细菌性痢疾。

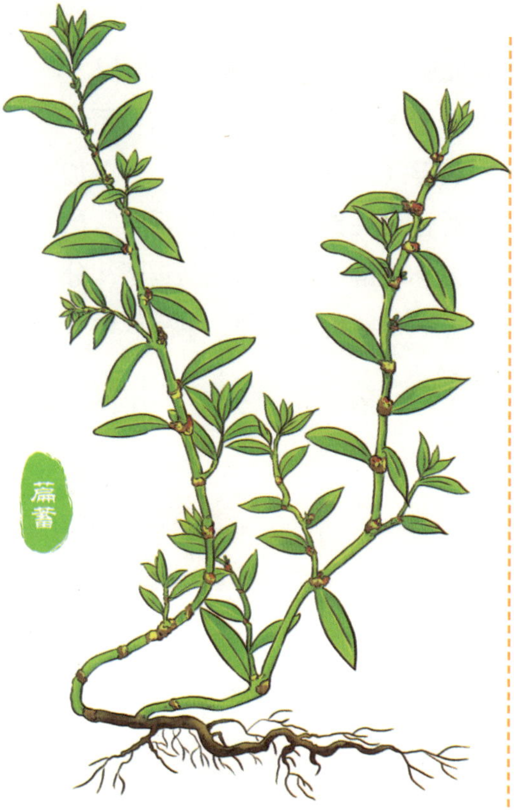

方四

处方 >>

鲜萹蓄 30 克。

用法 >>

取上药，洗净后切细捣烂，加入适量生石灰水，再调入鸡蛋清 1 个，涂敷患处。

主治 >>

流行性腮腺炎。

方五

处方 >>

萹蓄 200 克。

用法 >>

水煎。待药汁温度适宜时熏洗患处，每天 2 次，每天 1 剂。

主治 >>

肛门湿疹。

方六

处方 >>

萹蓄 50~100 克（鲜品适量）。

用法 >>

水煎。分 2 次服，每天 1 剂。

主治 >>

牙痛。

方七

处方 >>

萹蓄 50 克（干品）。

用法 >>

以上药物，加水煎成 1000 毫升，1 次服完，小儿酌情减量。

主治 >>

单纯性胆道蛔虫症。

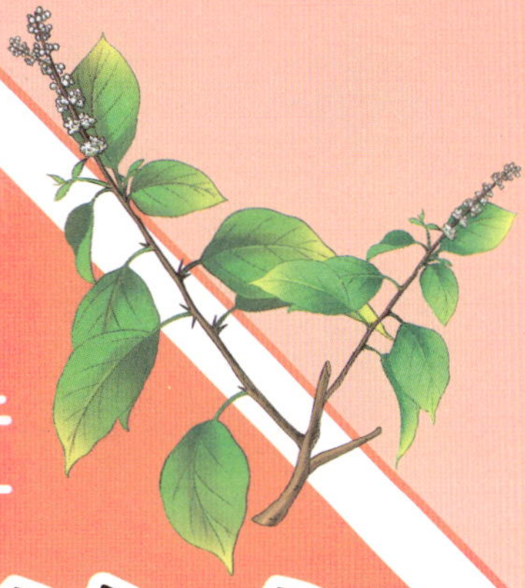

第四章

泻下土单方

泻下药指能攻积、逐水、润肠通便的药物，一般分为三种类型，即攻下药、润下药和峻下逐水药。代表药物有大黄、芦荟、甘遂等。

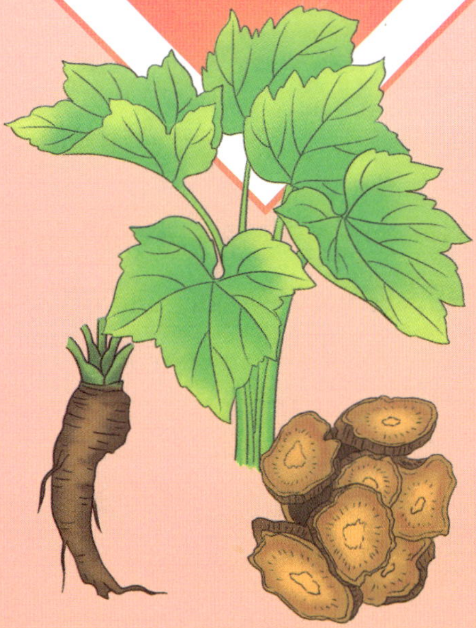

泻热通肠

大黄

别名　黄良、火参、肤如、将军、锦纹大黄、川军。

药材来源

大黄为蓼科植物掌叶大黄、唐古特大黄或药用大黄的干燥根及根状茎。

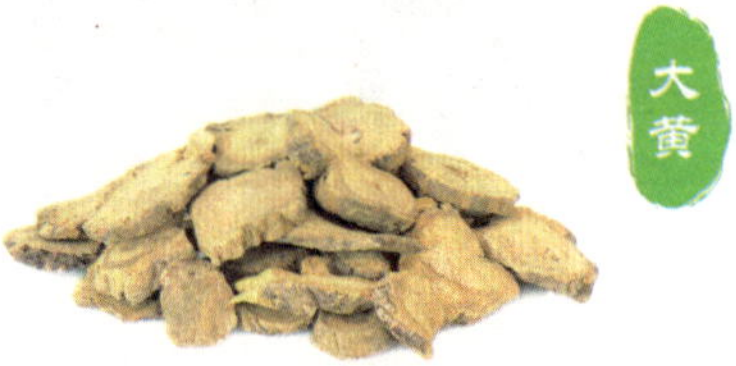

性味归经

性寒、味苦，归脾、胃、大肠、肝、心包经。

功效主治

泻热通肠，凉血解毒，逐瘀通经。治疗急性黄疸型肝炎，肾功能衰竭，高脂血症，甲沟炎，血热吐衄，目赤，咽肿，肠痈腹痛，痈肿疔疮。

禁　忌

凡表证未罢，血虚气弱，脾胃虚寒，无实热、积滞、瘀结，以及胎前、产后，均应慎服。

生境产地

大黄喜冷凉气候，耐寒，忌高温。掌叶大黄和唐古特大黄药材称北大黄，主产于青海、甘肃等地；药用大黄药材称南大黄，主产于四川。

药材加工

在9—10月期间，选择生长了至少3年的植株，挖取根状茎，切除支根和茎叶。然后刮去粗皮和顶芽，将其风干、切片晒干或烘干。

现代研究

掌叶大黄、唐古特大黄和药用大黄的根状茎和根含游离和结合状态的大黄酚、大黄酸、芦荟大黄素、大黄素、蜈蚣苔素和大黄素甲醚。其中，结合性大黄酸是其主要的泻下成分，还有二蒽酮类化合物如番泻苷 A、B、C。此外，它还含有鞣质、游离没食子酸、桂皮酸和泻苷酯类等物质。这种植物提取物能够促进胆汁和其他消化液的分泌，有助于保护肝脏、胆囊排石、治疗黄疸和促进消化，还具有增加血小板数量、促进血液凝固等止血作用。

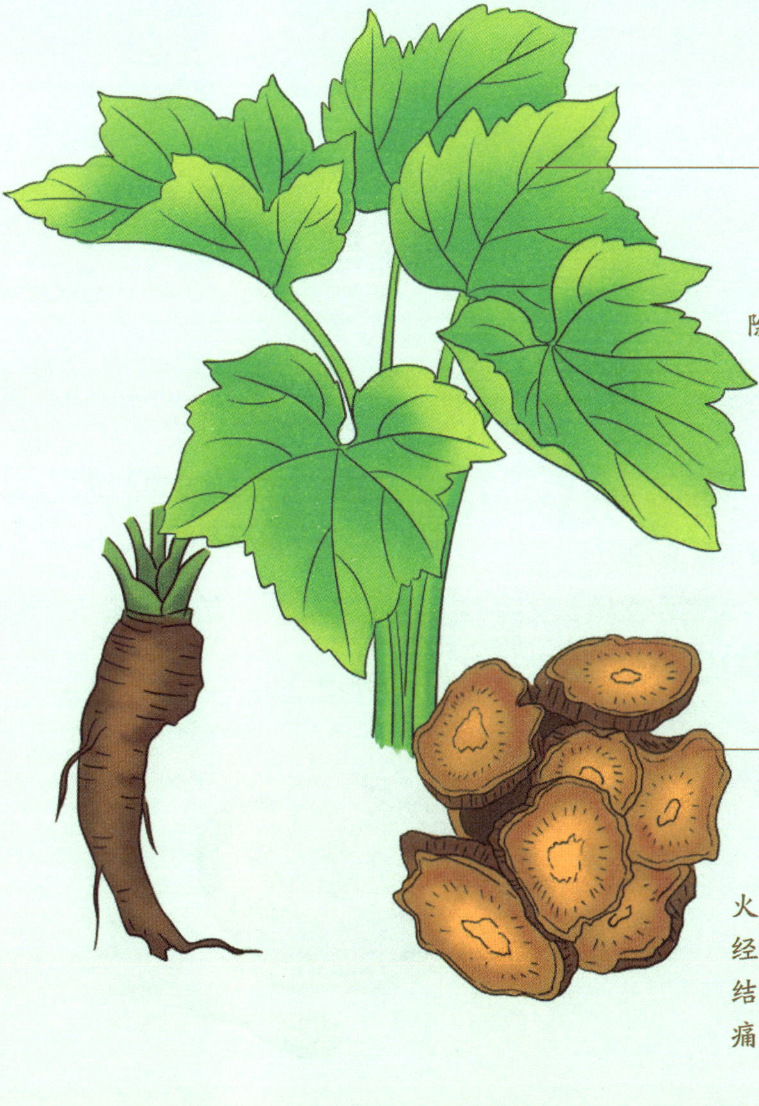
叶：能下瘀血，除寒热，破肿块。
根：具有清热泻火，凉血解毒，逐瘀通经的功效。主治大便干结，牙龈肿痛，产后腹痛，月经不调等。

常用土单方

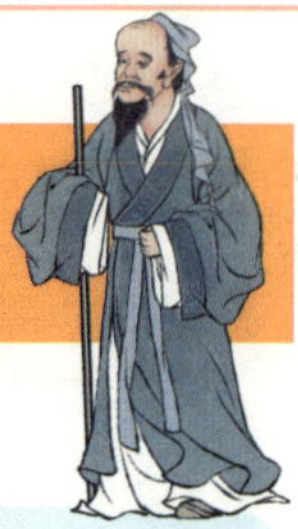

方一

处方 >>

生大黄 15 克。

用法 >>

取上药，洗净。再用开水冲泡当茶饮用，每天 1 剂。

主治 >>

急性黄疸型肝炎。

方二

处方 >>

生大黄适量。

用法 >>

将生大黄烘干，研为细末，装入瓶中备用。用时以醋调匀（小儿可将醋稀释后用），外敷于患处，每天或隔天清洗后更换。

主治 >>

甲沟炎。

方三

处方 >>

生大黄适量。

用法 >>

取上药，研为细粉。每天 3 次，每次服 3 克，连续服用 1 个疗程（2 个月）。一般经过 1~3 个疗程，血清胆固醇和三酰甘油均可恢复正常。

主治 >>

高脂血症。

方四

处方 >>

生大黄 30 克。

用法 >>

上药放入 200 毫升清水中，煎沸。做保留灌肠，每天上午、下午各 1 次，5~7 天为 1 个疗程。

主治 >>

肾功能衰竭。

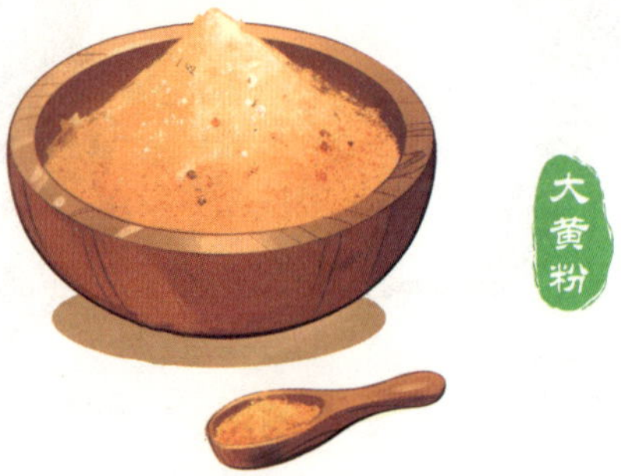

泻下通便

芦荟

别名 卢会、讷会、象胆、奴会、劳伟。

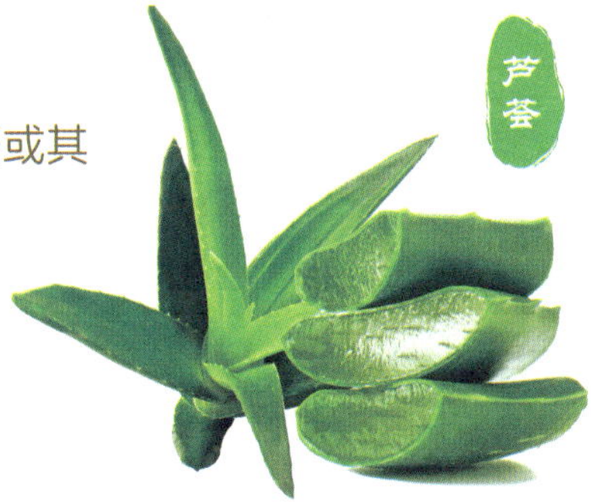

药材来源

芦荟为百合科植物库拉索芦荟、好望角芦荟或其他同属近缘植物叶的汁液浓缩干燥物。

性味归经

性寒，味苦，归肝、胃、大肠经。

功效主治

泻下通便，清肝泻火，杀虫疗疳。主治便秘，鼻衄，青年痤疮，百日咳，拔牙出血等出血症，鸡眼，小儿疳积。

禁忌

脾胃虚寒及孕妇忌服。

生境产地

芦荟喜温暖，忌积水，适合栽培在疏松肥沃、排水良好的土壤中，我国南方各地均有栽培。

药材加工

全年可采摘。采摘芦荟叶片，收集其流出的液体，将其放入锅中熬制成浓稠的膏状物，然后倒入容器中，冷却后凝固。

现代研究

芦荟中含有芦荟大黄素苷、芦荟大黄素、微量的挥发油等。芦荟能够抑制肿瘤生长，延长患有肿瘤的动物的生存期。它还具有泻下作用，主要作用于大肠。此外，芦荟还具有抗炎、保护肝脏、镇静、抑菌等多种作用，能够增强机体的免疫功能，促进创口的愈合。

常用土单方

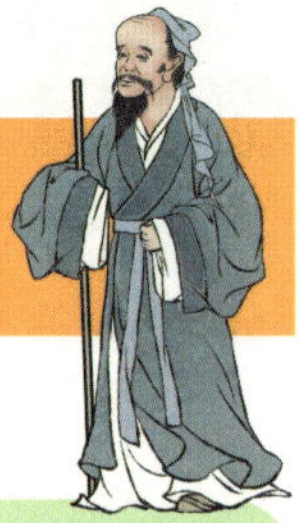

方一

处方 >>

芦荟 6 克。

用法 >>

取上药，研为细末，分装在 6 枚胶囊中。幼儿每次用温开水冲服 1 枚，成人每次 2~3 枚，每天均为 2 次。也可用白糖温开水调服，用量相同。

主治 >>

习惯性便秘，热结便秘。

方二

处方 >>

芦荟适量。

用法 >>

急性出血者，取芦荟 3~6 克，研粉，用油纱布条黏附，填塞于出血鼻腔。慢性出血者，取芦荟 0.5~1.0 克，加 5~10 毫升温开水拌匀，用清洁滴管吸取药液，仰面滴入出血鼻腔 1~2 滴，每天 3~5 次。

主治 >>

鼻衄。

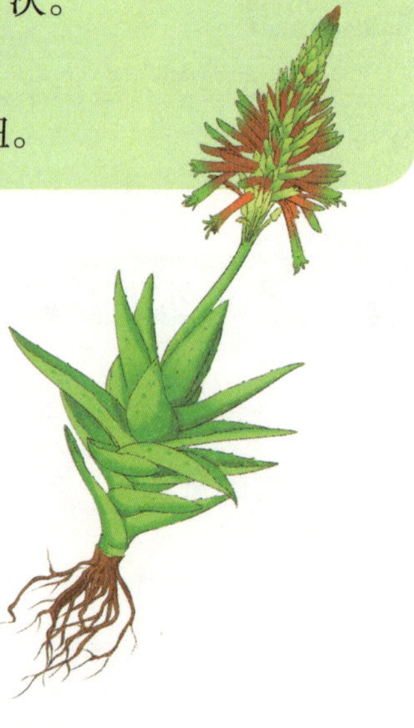
芦荟

方三

处方 >>

鲜芦荟叶适量。

用法 >>

以上药物，洗净榨取汁，加入普通膏剂化妆品中（浓度为5%~7%）。使用时按一般化妆品用法涂擦，但用量宜稍多。轻度者每日1次，中度者每日早晚各1次，重度者每日早中晚各1次。

主治 >>

青年痤疮。

方四

处方 >>

芦荟叶适量（根据幼儿的年龄大小，选择芦荟叶的长短）。

用法 >>

2~3岁幼儿选长18~21厘米的1片，短小的可用2片，不满周岁的幼儿减量。加适量冰糖或白糖煎煮，去渣取汁服用。每天1剂，连服4~5天即可见效。

主治 >>

百日咳。

方五

处方 >>

芦荟适量。

用法 >>

取上药，研粉，装入瓶中备用。出血部位暴露明显者，可将药粉撒于患处，以覆盖出血部位为宜；出血部位比较隐蔽者，可用消毒药棉蘸上药粉塞住出血处。

主治 >>

拔牙出血等出血症。

方六

处方 >>

芦荟叶适量。

用法 >>

在用药前将患处用温水浸泡，变软后刮去角质层，然后再将芦荟除去表皮，把肉质黏性一面敷于患处，用胶布固定，每晚睡前换药1次。一般轻者用药3~4次、重者用药6~7次可痊愈。

主治 >>

鸡眼。

泻水逐饮

甘遂

别名 主田、重泽、苦泽、甘泽、陵藁、甘藁、鬼丑、陵泽、肿手花根。

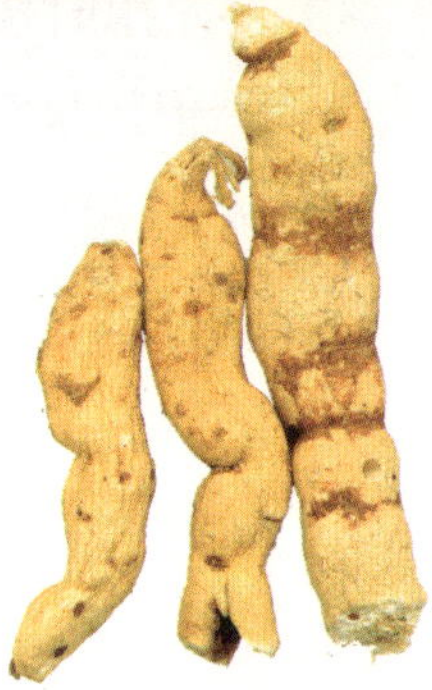

甘遂

药材来源

甘遂为大戟科植物甘遂的干燥块根。

性味归经

性寒，味苦，有毒，归肺、肾、大肠经。

功效主治

泻水逐饮，消肿散结。主治慢性淋巴结炎，胸腔积液，痞证发热，盗汗，胸背疼痛，单纯性肠梗阻，肝硬化腹腔积液。

禁忌

孕妇及虚弱者禁用。不宜与甘草同用。

生境产地

甘遂多生长于低山坡、沙地、田边、路旁，也可人工栽培，主要分布于陕西、山西、甘肃、河南等地。

药材加工

在春季开花之前或秋季茎苗凋萎后，采挖根部，并去除泥土和外皮，然后用硫黄进行熏制，最后晾干。

现代研究

甘遂富含甘遂萜酯等多种二萜类成分。它具有明显的泻下作用，尤其是生甘遂的作用更为强烈，但同时也具有较大的毒性。甘遂具有镇痛和抗白血病的作用。另外，甘遂还具有抗生育作用，可以终止妊娠，并且能够抑制机体的免疫功能。

常用土单方

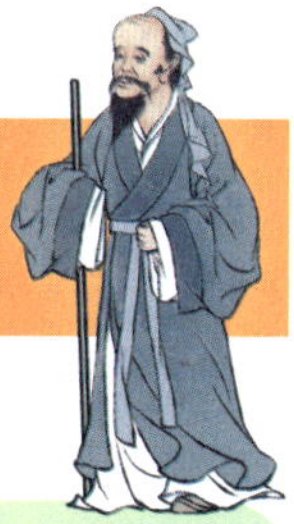

方一

处方 >>

甘遂末 1 克。

用法 >>

每 2~4 小时服用 1 次。

主治 >>

单纯性肠梗阻。

方二

处方 >>

生甘遂适量。

用法 >>

取上药，研末。每次 1.5~2.0 克，口服，连续服用 7~20 天。

主治 >>

胸腔积液。

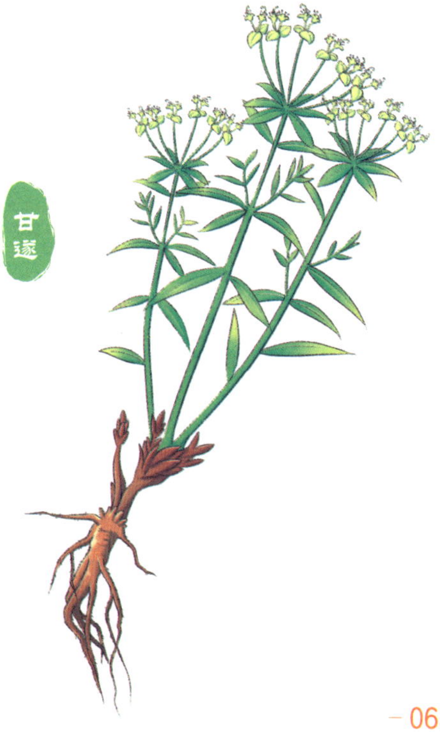

方三

处方 >>

甘遂适量。

用法 >>

将甘遂用面包裹住，放入浆水内煮开十沸，去面，用细糠火炒黄并研为末。幼儿5克，成人15克，临睡前用冷蜜服下。

主治 >>

痞证发热，盗汗，胸背疼痛。

方四

处方 >>

甘遂适量。

用法 >>

取上药，按每千克甘遂用0.4~0.5千克米醋比例拌匀，置于锅内用文火炒至微干后取出晾干，碾粉过80目筛即制成醋甘遂粉。每0.5克装入1枚胶囊中备用，于早餐后服用，每天1粒，一般可连续服用5~7天。通常在服药后不久就出现排稀水样大便，出现腹泻时可口服10%氯化钾，每次10毫升，每天3次，以防钾流失过多。同时适当静脉滴注人血清白蛋白等以支持治疗，防止攻伐太过而伤及正气。

主治 >>

肝硬化腹腔积液。

方五

处方 >>

生甘遂50克。

用法 >>

取上药，研末。再取鸡蛋20个，煮熟去壳，用竹筷子将蛋戳洞穿透，然后将甘遂与鸡蛋放入水中同煮15分钟，丢掉药汤、药渣。每次食用鸡蛋1个，每天2次。

主治 >>

慢性淋巴结炎。

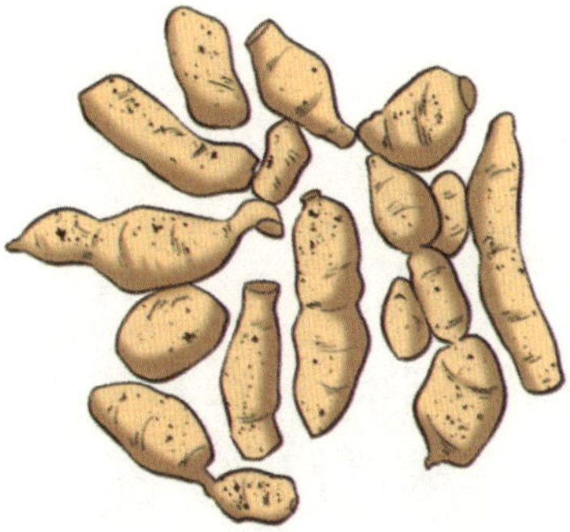

甘遂根

泻水逐饮

大戟

别名 下马仙、邛巨。

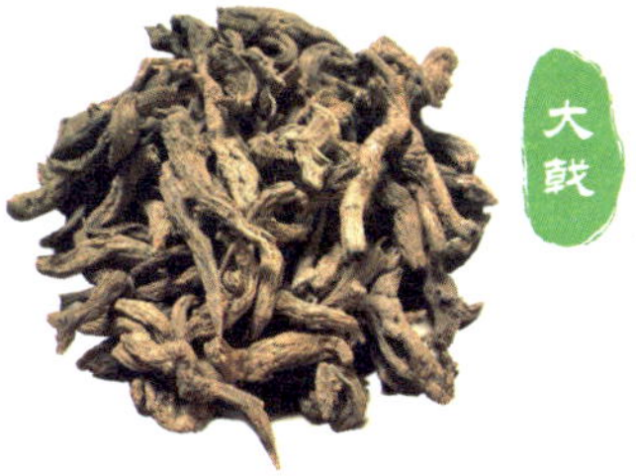

药材来源

大戟为大戟科植物大戟或茜草科植物红芽大戟的根。

性味归经

性寒，味苦、辛，有毒，归肺、肾、脾经。

功效主治

泻水逐饮，消肿散结。用于躁狂型精神分裂症，慢性咽炎，急、慢性肾炎水肿，毒蛇咬伤，牙齿疼痛。

禁忌

孕妇及虚弱者禁用。不宜与甘草同用。

生境产地

大戟生长于路旁、山坡、荒地及较阴湿的树林下，分布于东北、华东地区及河北、河南、湖南、湖北、四川、广东、广西等地。

药材加工

在春季未发芽之前或秋季茎叶枯萎时，采集大戟，并去除须根、残茎，然后进行清洗、晒干。红大戟指的是生大戟，为原始药材去除杂质，清洗后切割并晾干。其有毒性，使用时应小心控制剂量。

现代研究

红大戟和京大戟都含有多种活性成分，其中红大戟含有蒽类成分，而京大戟则含有大戟苷、大戟色素体等三萜类成分，还含有生物碱和树脂等物质。红大戟和京大戟都具有强烈的泻下作用，但并没有明显的利尿作用。红大戟的泻下作用和毒性均弱于京大戟。此外，红大戟还对一些细菌有抑制作用，这些细菌包括绿脓杆菌、痢疾杆菌、溶血性链球菌、金黄色葡萄球菌、肺炎双球菌等。

常用土单方

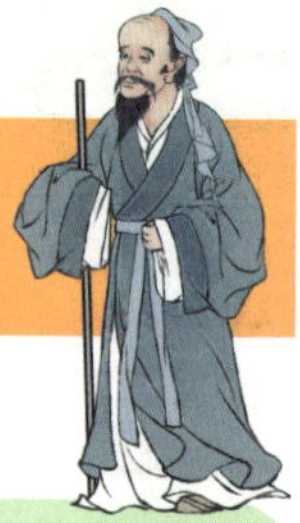

方一

处方>>

新鲜红大戟全草3克。

用法>>

取上药，洗净，放入铁锅煎煮，取汁300毫升。顿服，出现呕吐下利后，狂势衰减不显者，第二天继续用上药2克煎服。狂势得挫后，用糜粥调养。

主治>>

躁狂型精神分裂症。

方二

处方>>

红大戟1克。

用法>>

取上药，放在口中含服，每天2次。

主治>>

慢性咽炎。

方三

处方>>

大戟根适量。

用法>>

取上药，洗净，刮去粗皮后切片，每500克以食盐10克，加水适量拌匀，待水吸入后晒干或烘干呈淡黄色，研末，装胶囊。每次口服 0.45~0.60 克，空腹用温开水送下，隔日 1 次，6~9 次为 1 个疗程。

主治 >>

急、慢性肾炎水肿。

方四

处方 >>

新鲜红大戟带根全草适量。

用法 >>

先将毒蛇咬伤的地方用力挤出含毒血水，然后取上药，洗净，捣成糊状，直接将药敷在伤口处，用纱布包扎，再取洗净的大戟 5 克，煎汤服下，每天 2 次，让患者吐泻。

主治 >>

毒蛇咬伤。

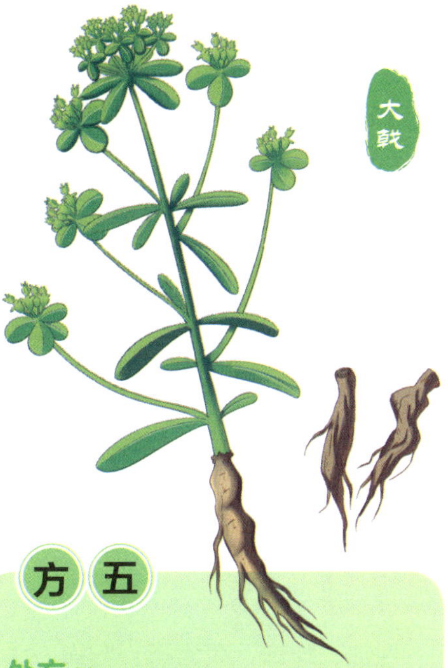

方五

处方 >>

大戟适量。

用法 >>

把大戟放在口中牙痛处，咬定，止痛效果佳。

主治 >>

牙齿疼痛。

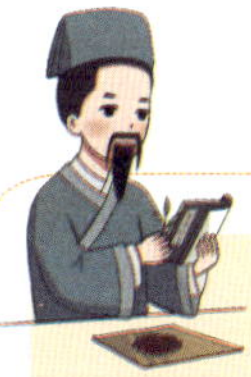

中医小讲堂

鉴别大戟有妙招

大戟的种类有很多，为防止用错药，需要掌握鉴别大戟的方法。首先，中医中常用的大戟药材，根呈圆柱形且有分枝，表面有明显的皱纹，整体呈棕褐色，质地坚硬，味微苦。而红大戟呈圆锥形、纺锤形，表面呈红棕色。棉大戟的根呈膨大圆锥形或纺锤形，形态各异。草大戟的根皮多向内卷，容易区分。

峻下逐水

巴豆

别名 巴菽、刚子、江子、老阳子、双眼龙、猛子仁、巴果、大叶双眼龙等。

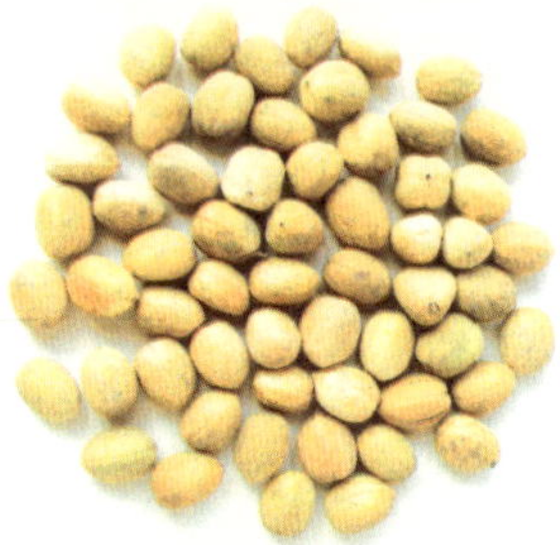

药材来源

巴豆为大戟科植物巴豆的干燥成熟果实。

性味归经

性热，味辛，有大毒，归胃、大肠经。

功效主治

峻下逐水，祛痰利咽，外用蚀疮。主治神经性皮炎，胆绞痛，胆道蛔虫症，粘连性肠梗阻，面神经麻痹，结核病，乳腺增生症。

禁　　忌

无寒实积滞者、孕妇及体弱者忌服。

生境产地

巴豆多生长于山谷、溪边、旷野，也有栽培，分布于四川、湖南、湖北、云南、贵州、广西、广东、福建、浙江、江苏等地。

药材加工

配方中提到的肥江子、巴豆仁、巴豆肉、巴豆、大巴豆均指经过炒制的巴豆仁，为原药用黏稠米汤浸泡后，经阳光曝晒去皮，取净。

现代研究

巴豆含有巴豆油，油中含有油酸、亚油酸、肉豆蔻酸等成分，同时还含有蛋白质等物质。巴豆油是巴豆泻下的有效成分，能够刺激肠道蠕动，引起泄泻。大量摄入巴豆油会导致剧烈泻下，甚至致命。巴豆油提取物具有抗肿瘤作用，而巴豆树脂、巴豆醇酯、巴豆油则能促进肿瘤的发生。巴豆毒素能够溶解红细胞，对血细胞具有凝集作用。巴豆油对血小板凝聚有促进作用。巴豆富含刺激性成分，对人体的皮肤和黏膜有一定的刺激作用。

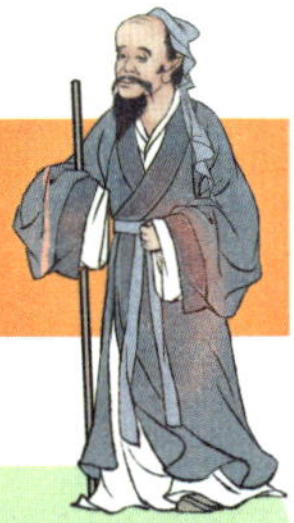

常用土单方

方一

处方 >>

巴豆适量。

用法 >>

将巴豆去壳留仁，醋倒入大碗内，共磨浆，以稠为宜。先用食盐水或冷开水清洗患处，擦干后用棉签蘸上药涂擦，每周1次。

主治 >>

神经性皮炎。

方二

处方 >>

巴豆仁50克。

用法 >>

研末，置胶囊内。每次服80毫克，小儿酌减。每5小时用药1次，至畅泻为度，每24小时不超过400毫克。

主治 >>

胆绞痛，胆道蛔虫症。

方三

处方 >>

巴豆皮0.5克。

用法 >>

将巴豆皮与烟叶适量混合制成卷烟，成人每天吸烟3支。

主治 >>

粘连性肠梗阻。

方四

处方 >>

巴豆 4~8 粒。

用法 >>

高度白酒 250 毫升。将巴豆去壳取仁，投入白酒中煮沸，然后将白酒装进小口瓶内。趁热将健侧劳宫穴（握拳时中指尖与掌心接触处）放在瓶口上熏，每天 1 次，每次大概 20 分钟，10 次为 1 个疗程。

主治 >>

面神经麻痹。

方五

处方 >>

巴豆适量。

用法 >>

取上药，去壳去皮，保留整仁不碎。将黄蜡（蜂蜡）化开，用针尖扎上巴豆，在已熔化的黄蜡中蘸一下，取出旋转冷却，使黄蜡将巴豆全部均匀包住，不缺损即可。每天早饭前吞服 7 粒，病情严重者可早晚各吞服 7 粒。

主治 >>

结核病。

方六

处方 >>

巴豆仁 120 克。

用法 >>

取上药，放入已熔化黄蜡 120 克的锅内炸成深黄色，滤出黄蜡液弃之（有毒），在竹筛上散开巴豆仁，待其上黄蜡凝后收起备用。每次 5 粒，每天 3 次，温开水送服（须整个吞下），1 个月为 1 个疗程，停药 10 天后再服第 2 个疗程，直至痊愈。

主治 >>

乳腺增生症。

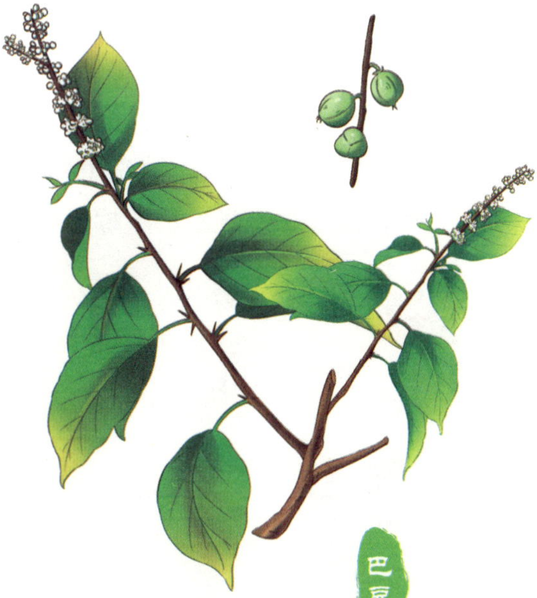

巴豆

第五章 温里土单方

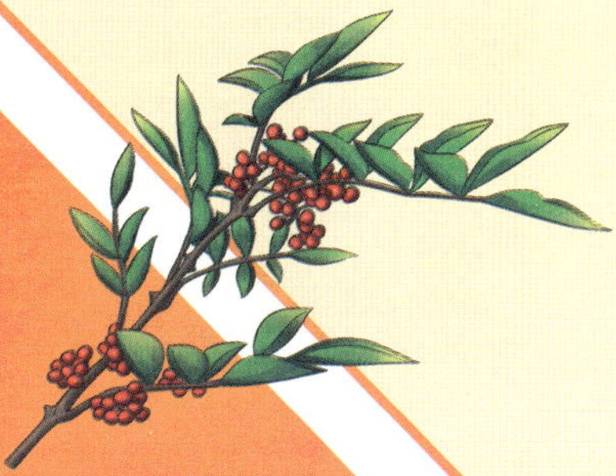

温里药指能温里祛寒，治疗食欲不佳、胸腹冷痛、口鼻气冷等症的药，代表药物有肉桂、吴茱萸、丁香、胡椒等。

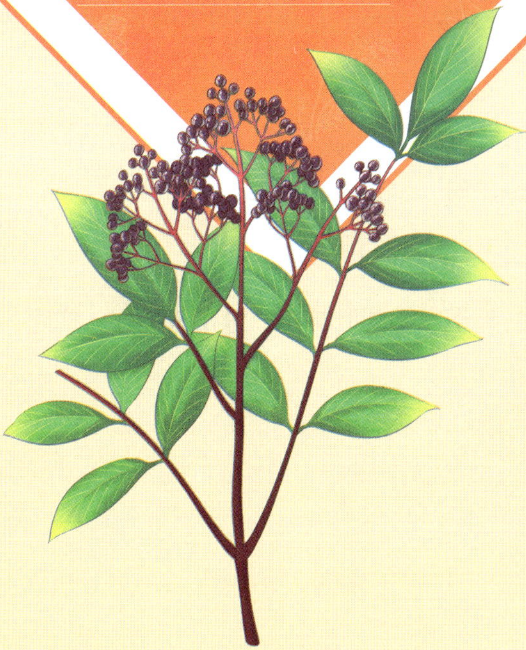

补火助阳

肉桂

别　名　**玉桂、箘桂。**

药材来源

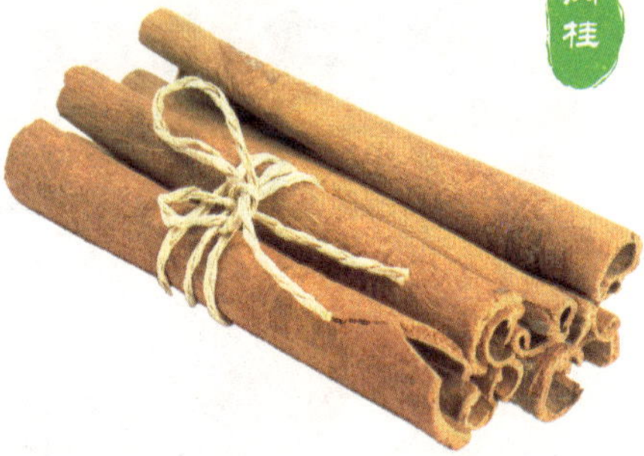

肉桂为双子叶植物纲樟科植物肉桂的干皮及枝皮。

性味归经

性大热，味辛、甘，归肾、脾、心、肝经。

功效主治

补火助阳，散寒止痛，温经通脉。主治老年性慢性支气管炎，妇女产后小腹瘀血胀痛，小儿流涎属脾阳虚，神经性皮炎，心胸闷痛。

禁　　忌

出血倾向者和孕妇忌服，不宜与赤石脂同服。

生境产地

肉桂多为栽培，生长于常绿阔叶林中，分布于福建、广西、云南、广东等地。

药材加工

把粗皮与杂质除去，治疗时打碎；或把粗皮去掉后，浸入温开水中片刻，然后切片并晾干；捣碎，磨粉，成品即“肉桂粉”。

现代研究

肉桂含有挥发油，挥发油中检测出了乙酸桂皮酯、桂皮酸乙酯、桂皮醛，以及桂皮多糖、鞣质等成分。肉桂能够升高白细胞数量、抗辐射、镇静、解热、镇痛、抗惊厥、抗炎，还能抗血小板聚集，预防血栓的发生，并保护心肌，改善心脏血液供应。肉桂还有健胃的功效，能对胃肠起到良好的刺激作用，让消化功能得到改善，还可以调节胃液和唾液的分泌，改善胃肠痉挛性疼痛，解除胃肠平滑肌痉挛。

常用土单方

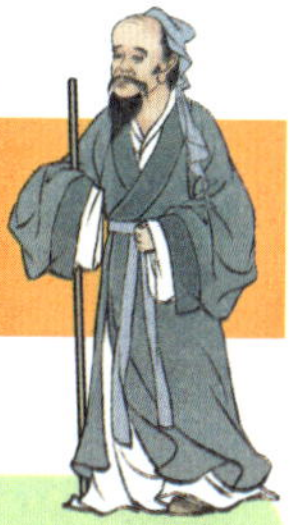

方一

处方 >>

肉桂 200 克。

用法 >>

取上药，研末，装入瓶内密封备用。用时根据病损大小，取肉桂末适量，用好米醋调成糊状，涂敷病损处，2 小时后药糊干后即除去。若不愈，隔 1 周后再依法涂敷 1 次。

主治 >>

神经性皮炎。

方二

处方 >>

肉桂适量。

用法 >>

取上药，研为细末。每次 1 克，每天 3 次，用温黄酒送服。一般用药 2~5 日即可见效。

主治 >>

妇女产后小腹瘀血胀痛。

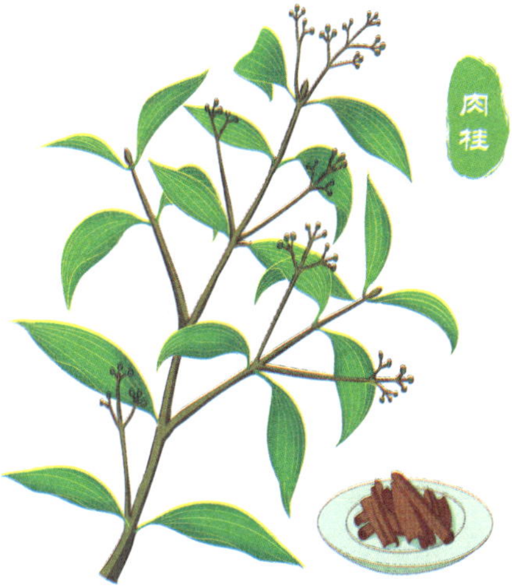

方三

处方>>

肉桂100克。

用法>>

取上药，研末，装入瓶内密封备用。用时每次取药末10克，醋调至糊饼状，每晚临睡前贴敷于双侧涌泉穴，胶布固定，次日早晨取下。

主治>>

小儿流涎属脾阳虚。

方四

处方>>

肉桂适量。

用法>>

研末，装入密封瓶中备用。每次3克，用开水冲服，每天3次。待症状有所减轻后将药量降到每次2克，每天3次，连续服用3周为1个疗程。如在服药的同时配合肾气丸内服，效果更好。

主治>>

老年性慢性支气管炎。

方五

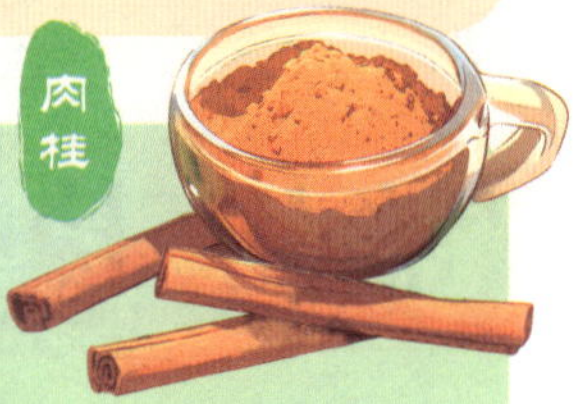

处方>>

肉桂适量。

用法>>

将肉桂研末，装瓶备用。每次取药1.5克，加入黄酒30毫升煎为15毫升，去渣趁热服，一般1~2次即可见效。

主治>>

心胸闷痛。

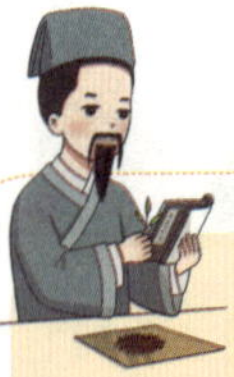

中医小讲堂

肉桂和桂枝的鉴别

两种药材同出一物，辛甘性热，并且都能助阳散寒、温经通脉、止痛，治疗经寒血滞之痛经、经闭。但是两者不同的是，肉桂是树干的皮，力强而功专走里，而且又善补火助阳、引火归元，治阳虚火衰诸证、寒疝腹痛、阴疽流注等；桂枝是树的嫩枝，力缓而既走表又走里，且又善发汗解表，治风寒表证有汗或无汗。

吴茱萸

散寒止痛

别 名 吴萸、左力。

药材来源

为芸香科植物吴茱萸、石虎或疏毛吴茱萸的干燥近成熟果实。

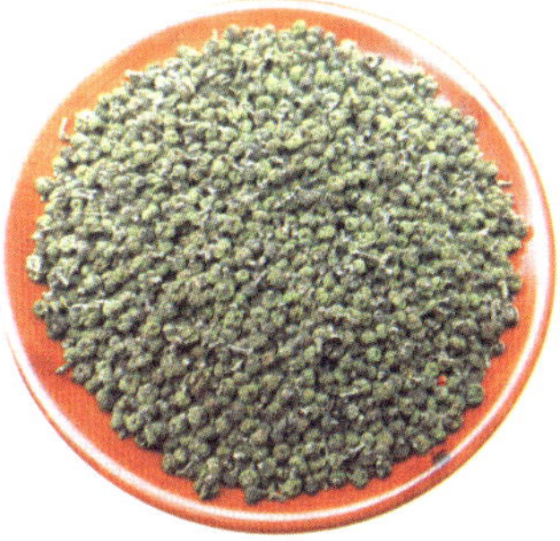

吴茱萸

性味归经

性热，味辛、苦，有小毒，归肝、脾、胃、肾经。

功效主治

散寒止痛，降逆止呕，助阳止泻。治疗婴幼儿泄泻，婴儿肺炎呛奶，肠粘连，消化性溃疡厥阴头痛，寒疝腹痛，脚气上冲，口疮口疳，失眠等症。

禁 忌

阴虚、体内有热者和孕妇忌服。

生境产地

吴茱萸多为栽培，生长于灌木丛或山地疏林中，分布于广西、贵州、湖南、四川等地。

药材加工

8—10 月，果实的果心与果皮还没有分开时采摘，晒干后将杂质去掉。阴雨天可以用微火炕干。

现代研究

吴茱萸可以利尿、杀虫、抑菌，能够镇痛、利胆、保肝、降血压、止吐、抗胃溃疡等，还能兴奋子宫平滑肌。它还可以调节小肠活动，对胃痉挛收缩有抑制作用，能缓解一些药物导致的刺激性腹泻。人们如今已经发现，吴茱萸的果实含有羟基吴茱萸碱、吴茱萸次碱、吴茱萸碱等，其挥发油中含有柠檬苦素、吴茱萸内酯醇、吴茱萸烯等。

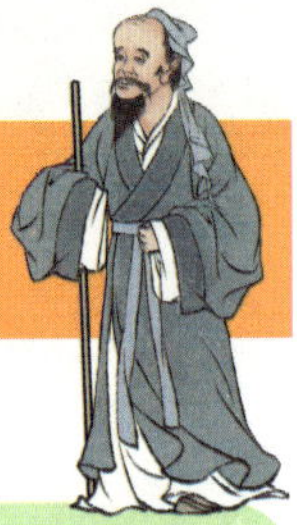

常用土单方

方一

处方 >>

吴茱萸 20 克。

用法 >>

取上药，研细，加米醋适量调成糊状，敷于脐部，用胶布固定，24 小时取下。

主治 >>

婴幼儿泄泻。

方二

处方 >>

吴茱萸适量。

用法 >>

取上药，研成细末，用食醋调成糊状，每天 3 克，贴于双脚心用纱布包好，24 小时更换 1 次，连用 3 天。

主治 >>

婴儿肺炎呛奶。

方三

处方 >>

吴茱萸 60~90 克。

用法 >>

取上药，入锅炒烫；取生姜 30 克捣烂取汁，涂于患者腹部，用纱布包裹炒热的吴茱萸，从右下腹至上腹，再至左上腹部，反复热敷，每次 30分钟左右，每天 2~3 次。

主治 >>

肠粘连。

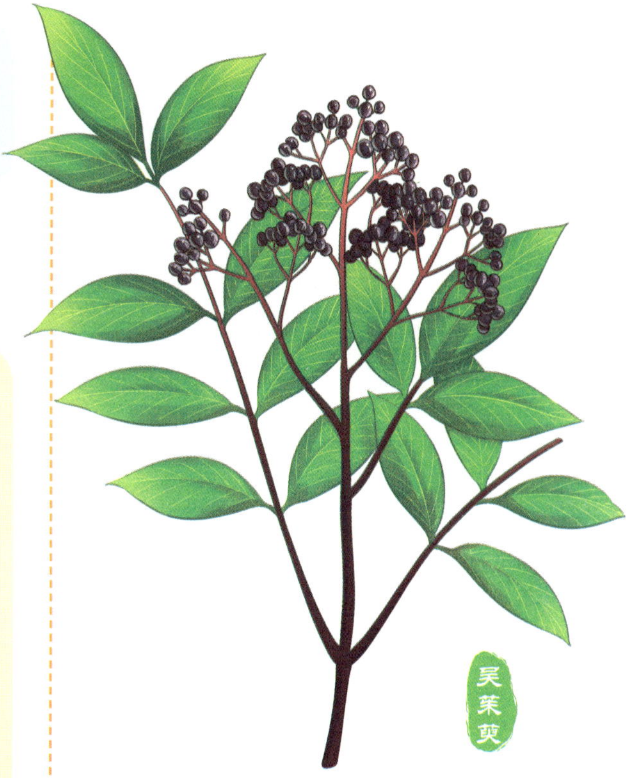

方四

处方 >>

吴茱萸 30 克。

用法 >>

将吴茱萸放入 800 毫升的清水中煎煮至 500 毫升，药液加入米醋 100 毫升，于每天睡前双足轮换浸泡，每次 30 分钟。

主治 >>

失眠。

方五

处方 >>

吴茱萸 3~6 克。

用法 >>

取上药，将其研成末，用生姜汤送服。每日 1 剂。

主治 >>

消化性溃疡。

方六

处方 >>

吴茱萸 50 克。

用法 >>

将吴茱萸放入 800 毫升的清水中煎煮至 500 毫升，药液加醋 100 毫升，双足轮换浸泡，每次约 20 分钟，每天 2 次。此方主要适用于肝阳头痛者。一般 5~10 天为 1 个疗程。

主治 >>

头痛。

温中降逆

丁香

别名　丁子香、支解香、雄丁香、公丁香。

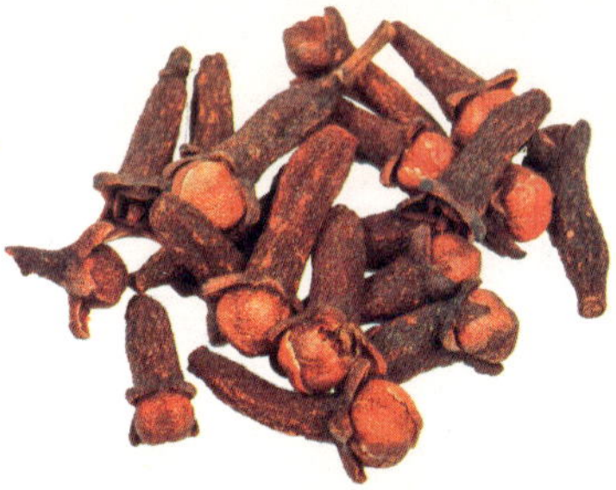

药材来源

丁香为双子叶纲桃金娘科植物丁香的花蕾。

性味归经

性温，味辛，归胃、脾、肾经。

功效主治

温中降逆，补肾助阳。治疗疟疾，牙痛，小儿疝气疼痛，癣，胃寒呕吐，呃逆，肾阳不足之阳痿，阴冷，腰酸，小儿睾丸鞘膜积液等症。

禁　忌

不可与郁金同服。

生境产地

丁香多为野生，也有栽培，生长于山坡丛林、山谷路旁，分布于广东、海南等地。

药材加工

一般在 9 月至次年 3 月间，选择花蕾的颜色变为鲜红的时候进行采摘。采摘后应把花梗除去并晒干。

现代研究

丁香具有抗突变、抗凝血、抑菌杀虫、镇痛、止痒、利胆、止泻等功效，还可以调节胃蛋白酶活性与胃酸排出量，能够保护胃黏膜、改善胃溃疡。如今人们还发现丁香的花蕾中可以分解出丁香鞣质，其具有抗病毒活性的功效。此外，人们还在丁香花蕾的挥发油中发现了乙酰丁香油酚、谷固醇、2α－羟基齐墩果酸甲脂、菜油固醇、丁香酚等物质。

花：具有温肾助阳，温中降逆的功效。主治脘腹冷痛，胃寒呃逆，食少吐泻等。

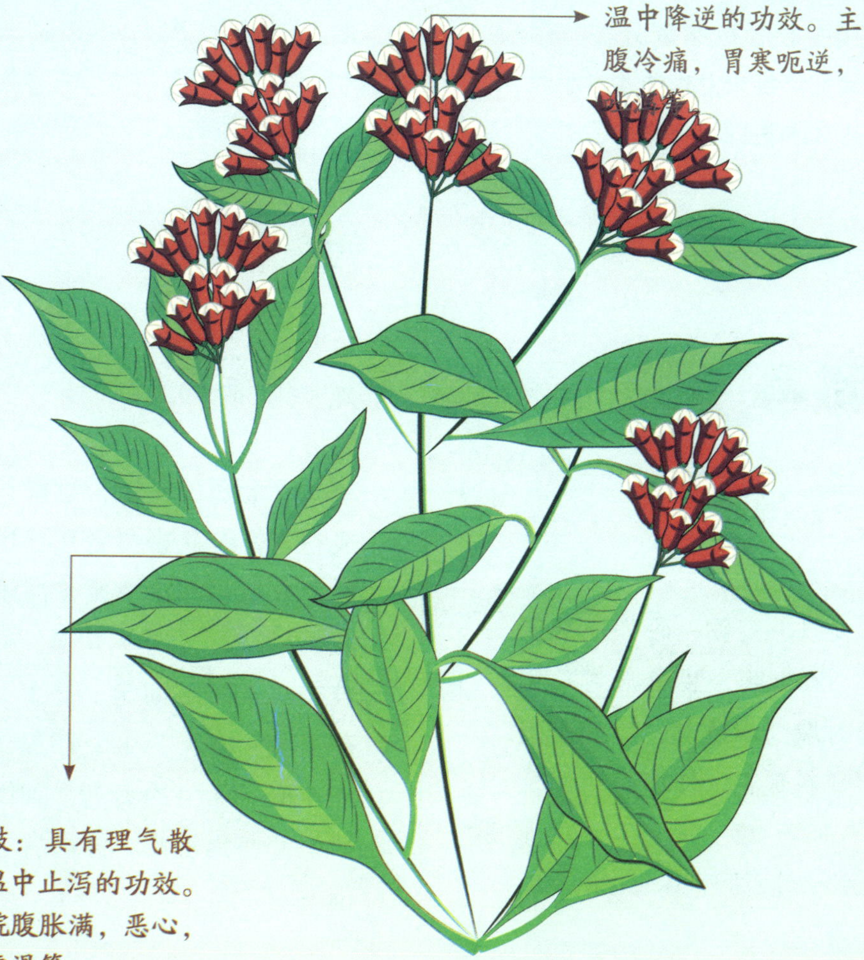

枝：具有理气散寒，温中止泻的功效。主治脘腹胀满，恶心，泄泻虚滑等。

方一

处方>>

丁香适量。

用法>>

研末，装瓶备用。用药时先将肚脐擦洗干净，然后每次取1.2~1.5克，放入患者肚脐内，用胶布（不宜太小）盖贴，然后用手轻轻按摩数分钟。用药必须在疟疾未发作前4~6小时，一般3~5天即可痊愈。

主治>>

疟疾。

方二

处方>>

母丁香适量。

用法>>

以上药物，研为极细末，过100目筛，装瓶密封备用。用时取药末适量，填满脐窝，用敷料覆盖，外加胶布固定，2天换药1次，一般4~6次即可见效。注意卧床休息。

主治>>

小儿疝气疼痛。

方三

处方>>

公丁香1克（10~15粒）。

用法>>

取上药，细嚼，嚼时有大量唾液分泌，切勿将其吐出，要慢慢咽下，待药味尽，将口内剩余药渣吞下。30分钟如不止，可连用3次。

主治>>

呃逆。

方四

处方>>

母丁香40克。

用法>>

取上药，研末，过筛，制成粉末，装瓶密封备用。用时取药末适量填满脐窝（高于皮肤0.2厘米），敷料覆盖，外加胶布“十”字固定，每2天换药1次，20天为1个疗程，每隔5~10天行1个疗程。如因用药引起脐周湿疹，停药后即可消失。

主治>>

小儿睾丸鞘膜积液。

温中散寒

胡椒

别名 味履支、浮椒、玉椒。

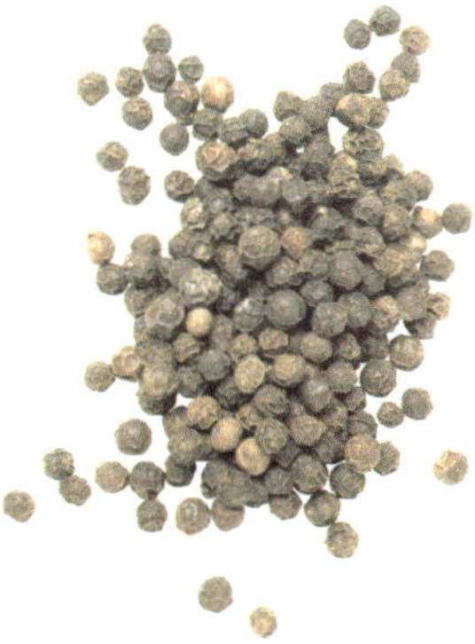

药材来源

胡椒为胡椒科植物胡椒的干燥近成熟或成熟果实。

性味归经

性热，味辛，归胃、大肠经。

功效主治

温中散寒，下气消痰。用于小儿腹泻，肾炎，急性附睾炎，胃寒呕吐等症。

禁　忌

阴虚有火者忌服。

生境产地

胡椒具有喜湿、喜温等特点，一般在热带及亚热带地区分布，我国的华南、西南地区也有引种。

药材加工

制作白胡椒时，在果实整体变红时采收，浸水数天后除去外果皮并晒干，加工完成后表面为灰白色。制作黑胡椒时，在果穗基部开始变红时就把果穗剪下，并进行烘干或晒干，此时显示出黑褐色，取下果实即可。

现代研究

胡椒的一些提取物也益处多多，比如胡椒的乙醇、醚、水提取物可以起到杀虫作用。胡椒碱可以作为解热剂使用，还对硫喷妥钠的中枢作用有协同作用，并能够抑制小白鼠的自发活动，还可以镇痛、镇静、抗炎等。胡椒碱的一些衍生物还含有肝药酶诱导作用。人们已经发现，胡椒的挥发油中含有氧化丁香烯、向日葵素、二氢香芹醇等物质。

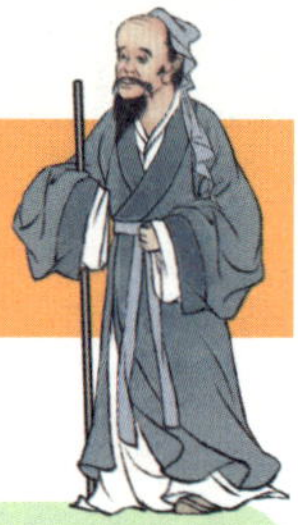

常用土单方

方一

处方 >>

白胡椒适量。

用法 >>

取上药，压碎，放入饭中搅拌均匀，制成饼状敷于脐部。一般用药1次即可治愈，重症患儿最多3次。

主治 >>

小儿泄泻。

方二

处方 >>

白胡椒1克。

用法 >>

取上药，研末，加葡萄糖9克，制成散剂备用。1岁以下每次0.3~0.5克，3岁以上每次0.5~1.5克，一般不超过2克，每天3次，连服1~3天为1个疗程。

主治 >>

小儿消化不良性腹泻。

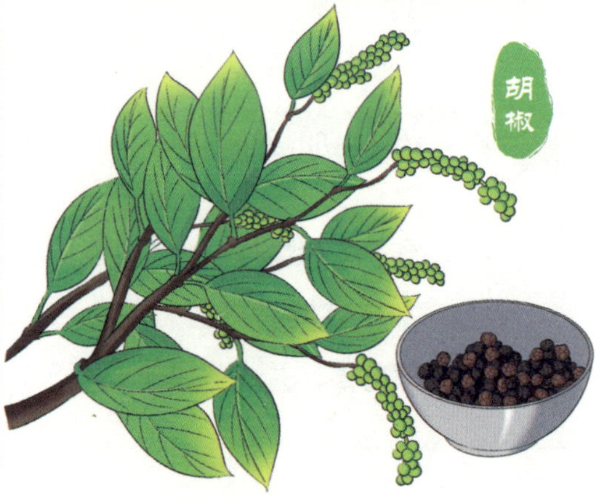

方三

处方 >>

白胡椒7粒。

用法 >>

取一个鲜鸡蛋，先在鸡蛋上钻一个小孔，然后将白胡椒从小孔处装入鸡蛋内，再用面粉把小孔封住，外用湿纸包裹，放入蒸笼内蒸熟。用时剥去蛋壳，将鸡蛋胡椒一起服下。小儿每天1个，成人每天2个。连续用药10日为1个疗程，1个疗程结束后间隔3天再进行第2个疗程。

主治 >>

肾炎。

方四

处方 >>

胡椒7~10粒。

用法 >>

将胡椒研末，加入适量面粉再放入适量的水调至糊状，然后平摊于事先准备好的纱布上，贴敷于患侧阴囊，每天或隔天1次，连续用药5次为1个疗程。一般1~3个疗程即可治愈。

主治 >>

急性附睾炎。

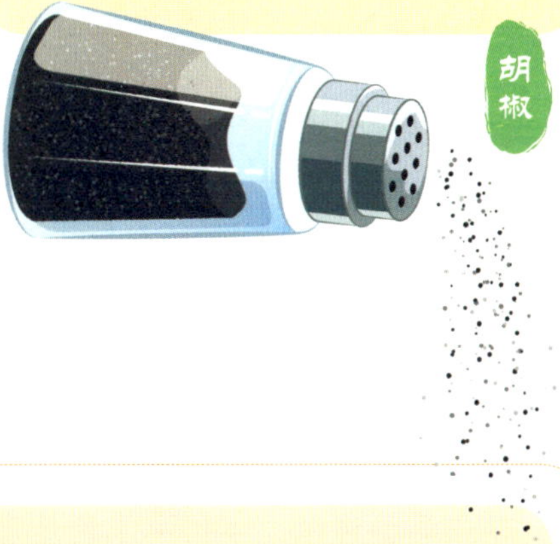

胡椒

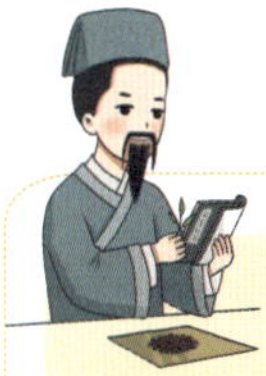

中医小讲堂

吃凉菜搭配胡椒效果更好

每到夏天，家家户户的饭桌上都少不了凉菜，但如果经常吃凉菜很容易伤到肠胃，出现胃痛、腹泻症状，怎样避免这种问题呢？我们可以在吃凉菜前吃一些胡椒，或者在凉菜里撒些胡椒，胡椒性热，味辛，具有温脾暖胃的效果，可以解决因食用凉菜过多而产生的胃痛等。除此之外，胡椒还能刺激食欲，促进消化。

温中止痛

花椒

别名 大椒、秦椒、点椒、南椒、巴椒、蓎藙、汗椒、陆拨。

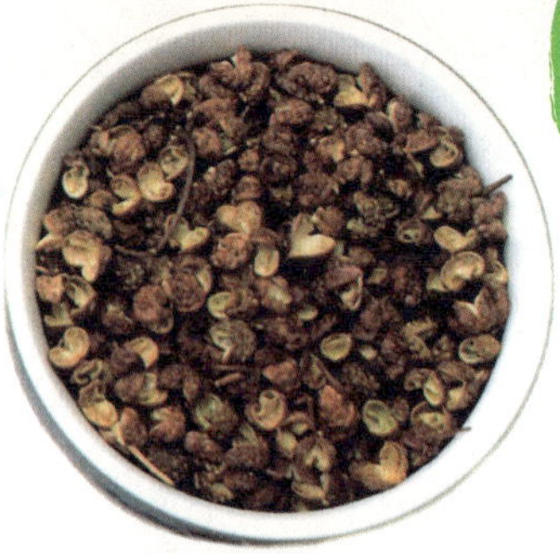

花椒

药材来源

花椒为芸香科植物青椒或花椒的干燥成熟果皮。

性味归经

性温，味辛，有小毒，归脾、胃、肾经。

功效主治

温中止痛，杀虫止痒。治疗蛲虫病，胆道蛔虫病，儿童蛔虫性肠梗阻，产后乳汁不通，顽癣，漆疮，呕吐泄泻，湿疹瘙痒等症。

禁忌

阴虚火旺者忌服，孕妇慎服。

生境产地

花椒多为栽培，生长于山坡及灌木丛中，我国大部分地区都有分布，其中以四川出产的种类为佳。

药材加工

在9—10月果实成熟后，收集果枝并晒干。将枝叶等杂质清除干净，将种子（椒目）分离出来，取用果皮。

现代研究

花椒的果皮含有挥发油，这种油中有香桧烯、紫苏烯、月桂烯、对－聚伞花素、柠檬烯等成分，具有麻醉止痛效果，同时还能降低血脂。花椒热水提取物可以抑制子宫收缩。花椒对肺炎双球菌、白喉杆菌、炭疽杆菌、伤寒杆菌、绿脓杆菌和某些皮肤真菌具有抑制作用。花椒醚提取物和水提物对实验性血栓形成具有明显的抑制作用。

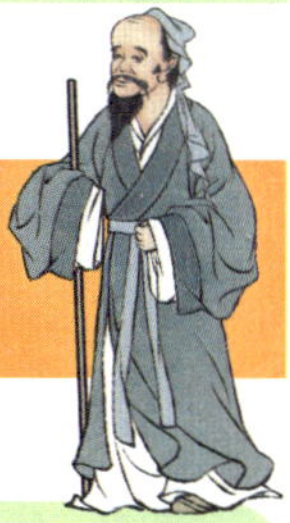

常用土单方

方一

处方 >>

花椒 30 克。

用法 >>

取上药，加入清水 1000 毫升，煮沸 40~50 分钟，滤出花椒。取药汁 25~30 毫升做保留灌肠，每天 1 次，连用 3~4 次。

主治 >>

蛲虫病。

方二

处方 >>

花椒 20 粒。

用法 >>

取上药与 100 毫升食醋相混合，加清水 50 毫升、蔗糖少许，煎沸，滤去花椒。待药温后 1 次口服，有不适应者可以少量多次短时间内服完。小儿酌情减量。服用药物后症状未完全消失者 4 小时后可以再服 1 剂。

主治 >>

胆道蛔虫病。

方三

处方 >>

花椒 10 克。

用法 >>

先取香油 30 克放锅内熬热，再加入花椒，炸至变黑、出味后，滤去花椒。等到油温 1 次服下。

主治 >>

儿童蛔虫性肠梗阻。

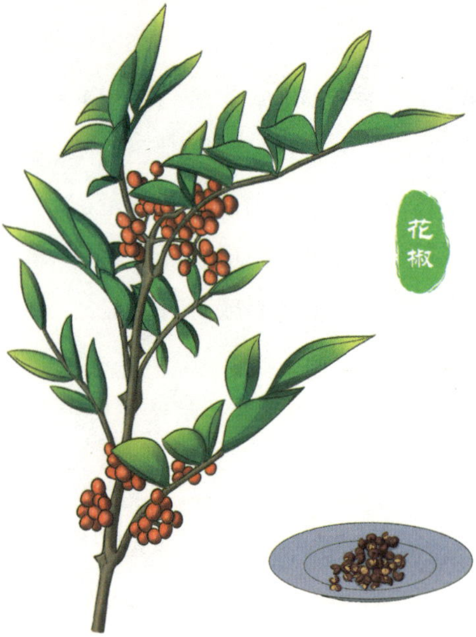

方四

处方 >>

川椒50克。

用法 >>

将川椒研为细末，和250毫升白酒一起放入酒壶内。文火煮沸后，将酒壶嘴对准患部乳头和周围肿块部位，用壶中热气熏蒸。

主治 >>

产后乳汁不通。

方五

处方 >>

花椒（去籽）25克。

用法 >>

取紫皮大蒜100克。将花椒研为细末，与大蒜共捣成药泥，装瓶密封备用。用时先用温水浸泡患处，洗净擦干后再用棉签取薄薄一层药泥涂于患处，然后用棉球反复揉搓患处，使药物渗入皮肤，每天1~2次，10日为1个疗程。

主治 >>

顽癣。

方六

处方 >>

川椒40克。

用法 >>

以上药物，研为粗末，加水2000毫升，充分浸泡，煮沸后滤取药液。待药液稍凉后，用毛巾蘸药液擦洗患处，每天早晚各1次，每次30分钟。用药过程中忌用肥皂、热水洗涤沐浴，忌食油腻、鱼腥及辛辣刺激等食物。

主治 >>

漆疮（接触性皮炎）。

第六章

祛风湿土单方

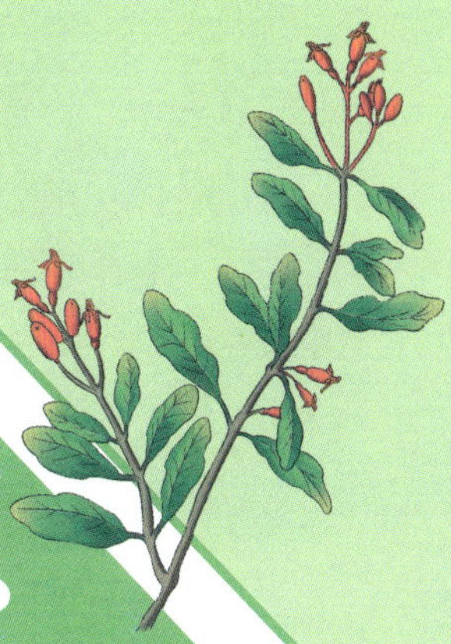

祛风湿药指能祛除风湿、解除痹痛的药物，可治疗风湿痹痛、身体酸楚麻木、腰膝酸软等症，还能通利经络，代表药物有徐长卿、桑寄生、威灵仙等。

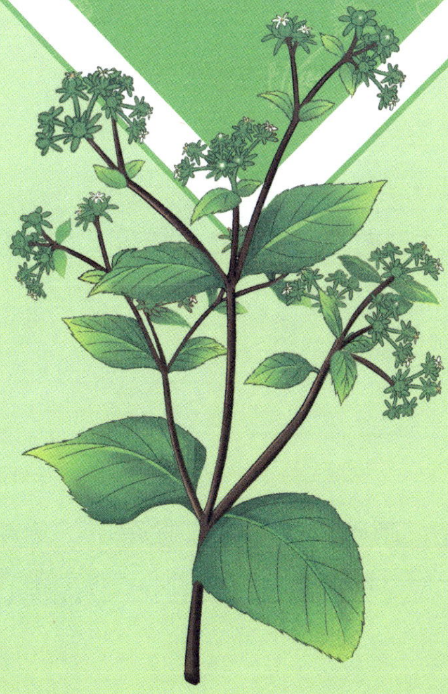

祛风化湿

徐长卿

别名 寮刁竹、竹叶细辛、鬼督邮、别仙踪。

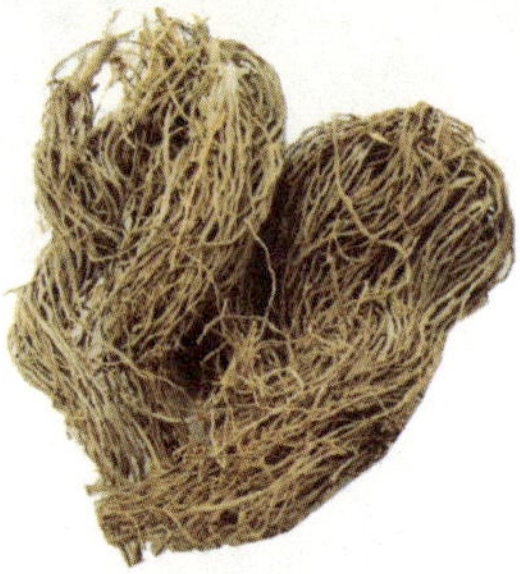

药材来源

徐长卿为萝藦科植物徐长卿的干燥根及根状茎或带根全草。

性味归经

性温，味辛，归肝、胃经。

功效主治

祛风化湿，止痛止痒。治疗牙痛，皮肤病，风湿痛，慢性气管炎，神经衰弱，老年性阴道炎，真菌性阴道炎，跌打损伤，胃痛，湿疹等症。

禁忌

身体虚弱者忌服。

生境产地

徐长卿多生长于草丛中及向阳的山坡上，分布于云南、甘肃、陕西、四川、浙江、贵州、安徽、山东、河南、江苏等地。

药材加工

夏、秋季节采挖，晒干或晾干。去除杂质，洗净，切段，阴干。

现代研究

全草约含有1%的牡丹酚，亦含有异牡丹酚，还含有苷类等成分。实验证明，其具有明显减少小鼠自发活动、降低血压、减慢心率、镇痛以及抑制金黄色葡萄球菌、痢疾杆菌等多种作用。

常用土单方

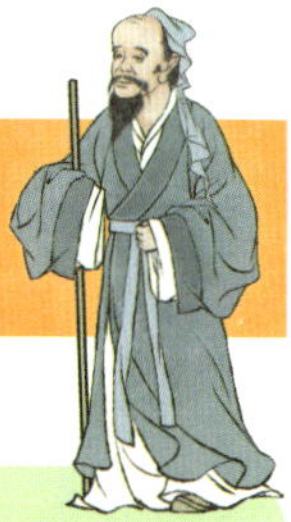

方一

处方 >>

徐长卿根15克。

用法 >>

取上药，加入清水1500毫升煎至500毫升。煎好后即服30毫升，服药时先用药汁漱口1~2分钟再咽下，效果更好。另外，还可以将徐长卿根研为粉末状，每次用开水冲服1.5~3.0克，每天2次。

主治 >>

牙痛。

方二

处方 >>

徐长卿50克。

用法 >>

取上药，加入清水煎煮2次，每次取药汁500毫升。待药汁变温时熏洗患处，每天早晚各1次，10~15日为1个疗程。

主治 >>

老年性阴道炎，真菌性阴道炎。

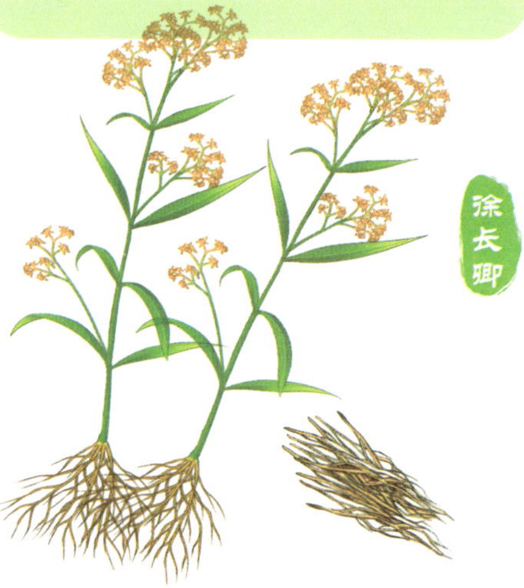

方三

处方 >>

徐长卿根 40~100 克。

用法 >>

猪精肉 40 克，老酒 200 毫升。酌加水煎成半碗，饭前服，每天 2 次。

主治 >>

风湿痛。

方四

处方 >>

徐长卿 30 克。

用法 >>

取上药，制成煎剂或片剂，每天分 2 次服，10 天为 1 个疗程。

主治 >>

慢性气管炎。

方五

处方 >>

徐长卿适量。

用法 >>

取上药，打碎并研成粉，制成散剂。每次 10~15 克，每天 2 次，口服。20 天为 1 个疗程。

主治 >>

神经衰弱。

方六

处方 >>

徐长卿 6~12 克。

用法 >>

取上药，加入清水 250 毫升，煎至 100 毫升，内服或外洗均可，每天 1 次，10 天为 1 个疗程。

主治 >>

皮肤病。

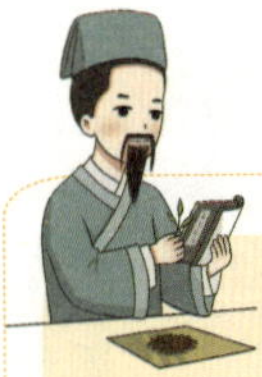

中医小讲堂

功效更多的徐长卿

徐长卿和威灵仙的药性一样，均是祛风湿药，驱除在表之风，化解在里之湿，治疗风寒湿邪留滞经络。但是相比之下，徐长卿的功效更多，它还可祛除肌肤中的风邪而止痒、化痰止咳平喘、治疗慢性气管炎等。

祛风除湿

桑寄生

别名 广寄生、老式寄生、寄生、桑上寄生。

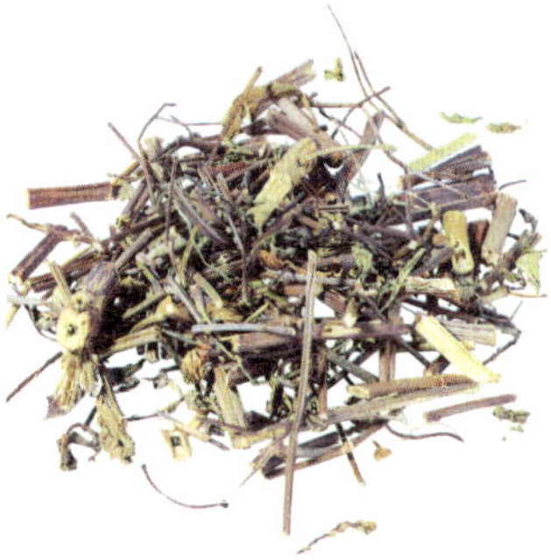
桑寄生

药材来源

桑寄生为桑寄生科植物桑寄生的干燥带叶茎枝。

性味归经

性平，味苦、甘，归肝、肾经。

功效主治

补肝肾，强筋骨，祛风湿，安胎元。治疗高血压，腰膝沉重无力，腰腿痛，胎动不安等症。亦有经后补血、延年益寿的作用。

禁忌

心脏病患者忌服。

生境产地

桑寄生多生长于木棉、朴树、槐树、榆树等植物上，分布于广西、广东、云南、福建等地。

药材加工

桑寄生和毛叶桑寄生在夏季砍下枝条，晒干。原药需要用水清洗，润透，然后切成小段，晒干。槲寄生通常在冬季采摘，用刀割下，去掉粗枝，然后阴干或晒干，并扎成小束，或用开水烫过（使不变色），最后晒干。

现代研究

桑寄生的叶和茎中含有多种成分，如内消旋肌醇、黄酮类化合物、齐墩果酸、β－香树脂醇，也可采用一定手段分离出 β－谷固醇、蛇麻脂醇，具有显著的降压作用。另外，桑寄生带叶茎枝中含有萹蓄苷、槲皮素等成分，具有利尿、抗病毒的作用。

常用土单方

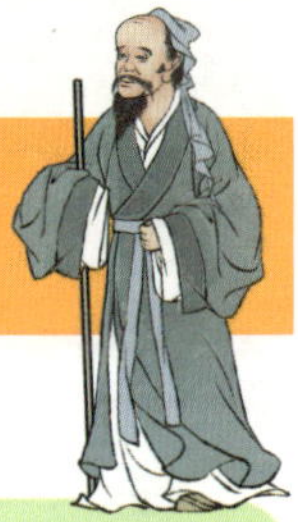

方一

处方 >>

桑寄生 20 克。

用法 >>

将上药放入 200 毫升的清水中煎至 100 毫升，每天服 1 次，10 天为 1 个疗程，一般用药 2~3 个疗程即可见效。

主治 >>

高血压。

方二

处方 >>

桑寄生适量。

用法 >>

将上药研末，不定时用白开水送服 5 克。

主治 >>

腰膝沉重无力。

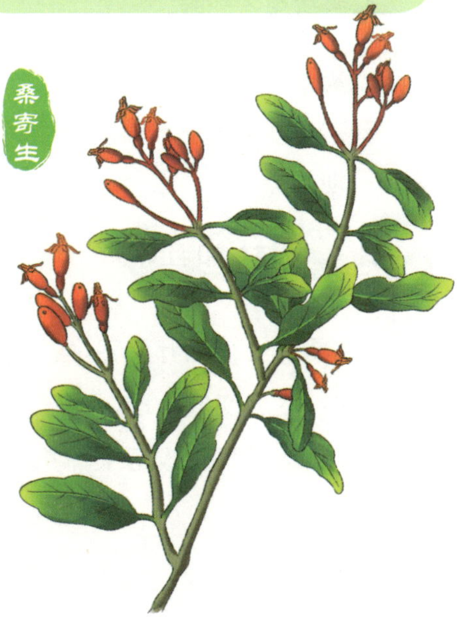

方三

处方 >>

桑寄生10克。

用法 >>

将桑寄生炮制后，研为粉末，用适量白酒调服。

主治 >>

腰腿痛。

方四

处方 >>

桑寄生12克。

用法 >>

取鸡蛋1个，红糖（冰片糖）少许。将桑寄生和鸡蛋放入200毫升的清水中煎至100毫升，去渣，加红糖（冰片糖），饮汤食蛋。每天1次。一般在月经停止后，连续用药3~4天。

主治 >>

经后补血。

方五

处方 >>

桑寄生15克。

用法 >>

将上药用沸水浸泡20~30分钟，当茶饮，用完继续用开水冲泡，每天1~2次。长期饮者，效果明显。

主治 >>

延年益寿。

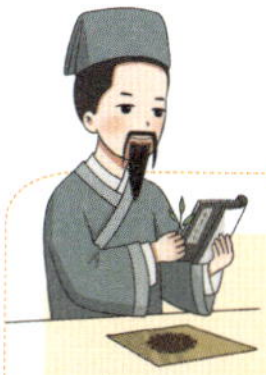

中医小讲堂

西医禁忌

很多中药在与西药搭配使用时有一定禁忌，如果不弄清这些禁忌，会对服药者造成生命危险。桑寄生中含有槲皮素，与含有金属离子的西药（氢氧化铝制剂、钙制剂、亚铁制剂）配伍后会形成络合物，影响人体对药物的吸收。

祛风利湿

威灵仙

别 名 山蓼、棉花团、山辣椒秧、黑薇、能消、葳苓仙、铁脚威灵仙、黑木通等。

药材来源

威灵仙为毛茛科植物威灵仙、棉团铁线莲或东北铁线莲的干燥根及根状茎。

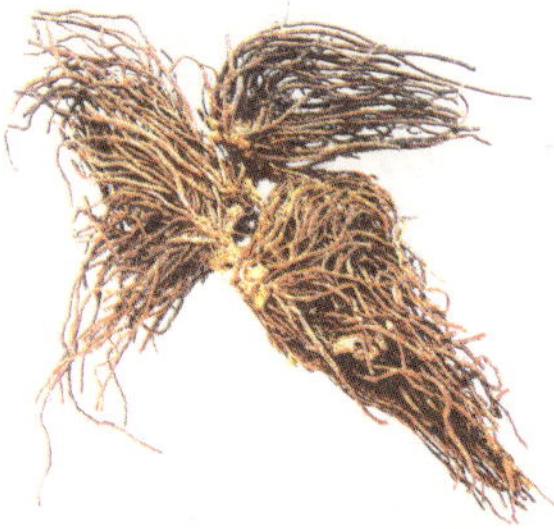

威灵仙

性味归经

性温，味辛，归膀胱经。

功效主治

祛风利湿，通络止痛，消骨鲠。治疗胆石症，小儿鞘膜积液，跟骨骨刺疼痛，流行性腮腺炎，关节炎，急性乳腺炎，肢体麻木，筋脉拘挛，屈伸不利，诸骨鲠喉等症。

禁 忌

气血虚弱者慎服。

生境产地

威灵仙多生长于山坡、山谷灌丛中或路旁草丛中，分布于江苏、广东、浙江、山东、安徽、福建、四川等地。

药材加工

秋季进行采挖，挖出后除去地上部分及泥土，晒干。之后除去杂质，洗净，润透，切成小段，再进行干燥处理。

现代研究

威灵仙的根部含有白头翁素、固醇、糖类、内酯、酚类、氨基酸等成分。此外，威灵仙的叶子也含有多种化合物，包括氨基酸、有机酸、内酯、酚类、三萜等。威灵仙有利胆作用，能够增加家兔胆汁分泌量，促进胆红素排泄，松弛胆总管末端括约肌。此外，威灵仙具有消炎、提高痛阈的功能，能够增强食道蠕动节律频率，还具有降血糖的作用。

常用土单方

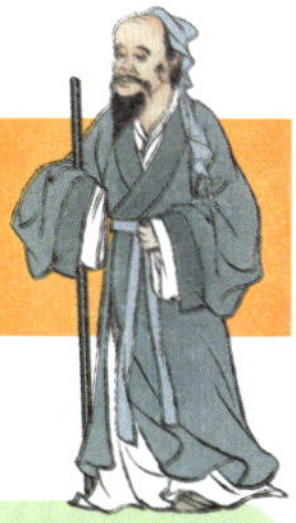

方一

处方 >>

威灵仙适量。

用法 >>

将威灵仙研为细末，放入适量米醋搅拌成糊状。30 分钟后贴敷于患乳，药干即换。一般用药 1~3 天即可痊愈。

主治 >>

急性乳腺炎。

方二

处方 >>

威灵仙 15~25 克。

用法 >>

取上药，放入 1000 毫升清水中，用文火将水煎去大半，倒出药汁。等药温降至 37℃左右泡洗患处，每天 2~4 次，每剂药可连续使用 2 天。一般用药 3 剂即可痊愈。

主治 >>

小儿鞘膜积液。

方三

处方 >>

威灵仙 100 克。

用法 >>

将上药浸入 1000 毫升食醋

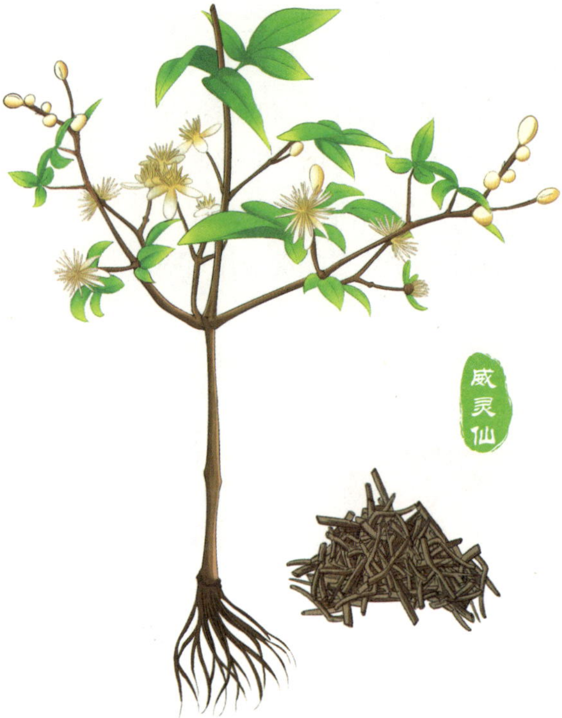

内2~4小时，然后煮沸15分钟，待稍温后浸泡患处20分钟（先熏后洗），用力按摩患处。

主治 >>

跟骨骨刺疼痛。

方四

处方 >>

威灵仙15克。

用法 >>

取米醋90~150毫升。将威灵仙和米醋一起煎沸后倒出一半，待药汁冷却后外涂患处。另一半再加水250毫升，煮沸后分2次内服。一般用药1~2次即可痊愈。

主治 >>

流行性腮腺炎。

方五

处方 >>

威灵仙500克。

用法 >>

将威灵仙切碎，加入1500毫升白酒，放入锅中隔水炖30分钟取出，过滤后备用。每天服3~4次，每次10~20毫升。

主治 >>

关节炎。

方六

处方 >>

威灵仙60克。

用法 >>

取上药，水煎。每天1剂，每天服2次。

主治 >>

胆石症。

解表化湿

独活

别名 资丘独活、恩施独活、巴东独活、独摇草、独滑、长生草。

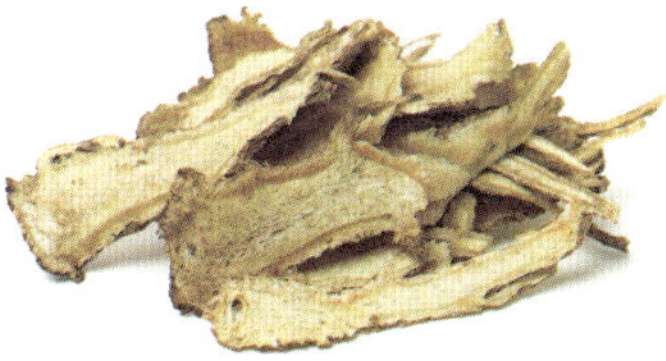

药材来源

独活为伞形科植物重齿毛当归的根。

性味归经

性温，味辛、苦，归肾、膀胱经。

功效主治

祛风除湿，通痹止痛，解表。治疗产后中风，慢性气管炎，梅尼埃病，风湿痹证，腰膝肌肉关节酸痛，风寒感冒，头身肢节疼痛等症。

禁忌

阴虚血燥、气血亏虚者忌服。

生境产地

独活喜阴、潮，耐严寒，多生长在阴湿的灌丛林下，主要分布于我国四川、江西、湖北等地。

药材加工

春初或秋末，当植物的茎叶刚开始发芽或接近枯萎时，将其根部挖掘出来，除掉须根，晾干或烘干，以香气浓郁、根粗者为佳。去除其根部的杂质，洗净，压榨，切成薄片，晒干或用低温烘干。

现代研究

毛当归和软毛独活这两种植物的根部都含有各自的活性成分。毛当归根含有植物固醇、葡萄糖、少量挥发油、当归醇、当归素；软毛独活根部则含有虎耳草素、白芷素等多种呋喃香豆精类。另外，这两种植物的叶子还含有 0.26%~0.57% 的挥发油、补骨脂素等其他成分。独活煎剂或流浸膏具有镇痛、抗炎、镇静、催眠等作用。独活可以使离体的蛙腹直肌发生收缩。独活粗制剂（品种未鉴定）注入麻醉犬或猫的静脉，可产生降压效果，但只能维持一段时间。

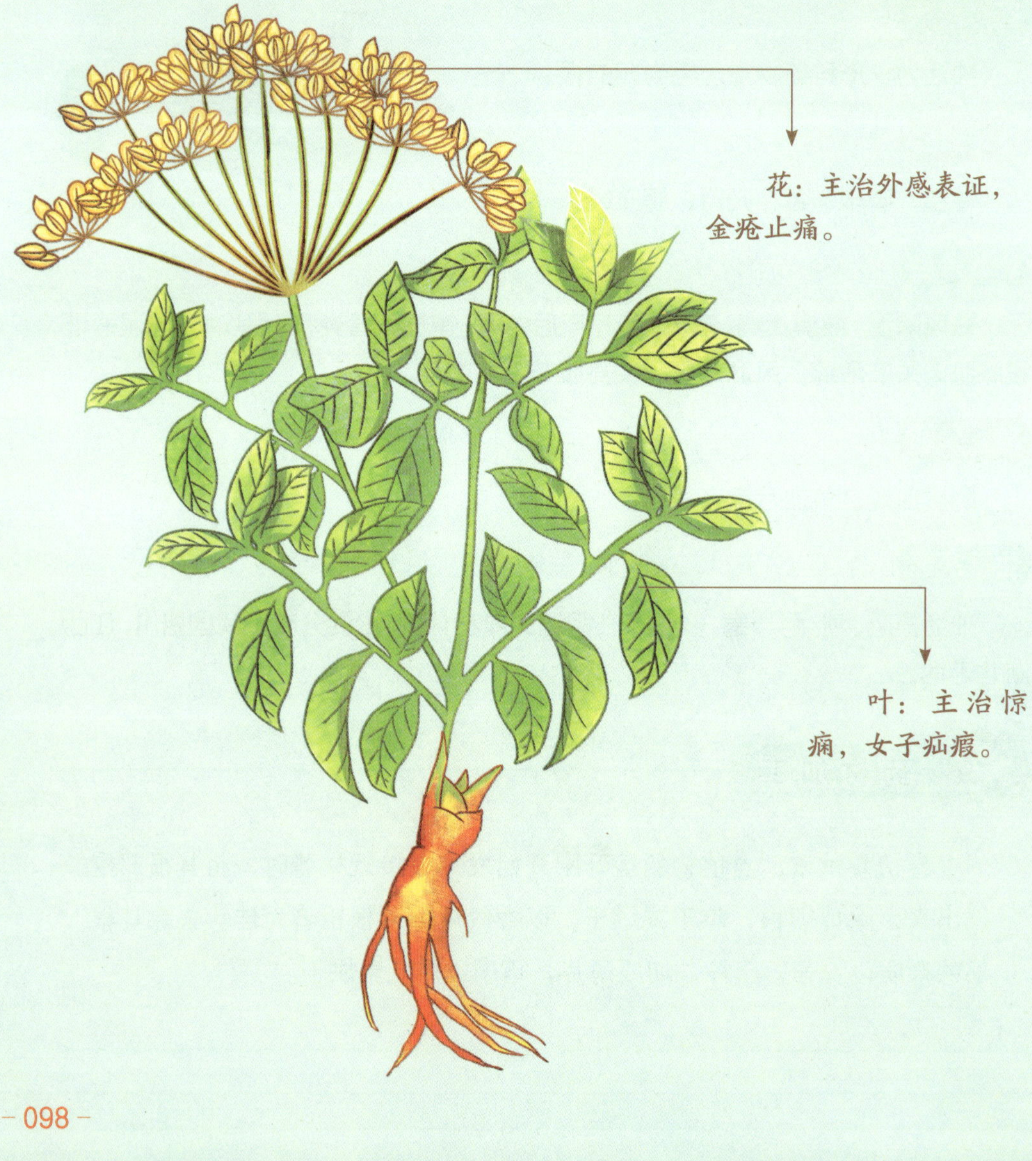

常用土单方

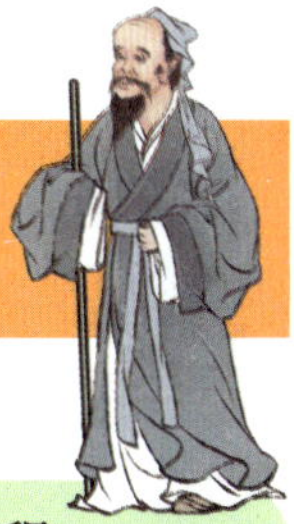

方一

处方 >>

独活300克。

用法 >>

以水3升，煮取1升，分服。耐酒者也可以酒水等煮之。

主治 >>

产后中风，虚人不可服他药者。

方二

处方 >>

独活9克。

用法 >>

取上药，与红糖15克加水适量煎煮至100毫升。分3~4次服用，7天为1个疗程。

主治 >>

慢性气管炎。

方三

处方 >>

独活30克。

用法 >>

取独活30克，鸡蛋6个，加水适量，一同烧煮，蛋熟后敲碎蛋壳，再煮15分钟，使药液渗入，弃去汤及药渣，吃鸡蛋，每天1次，每次2个，3天为1个疗程。

主治 >>

梅尼埃病。

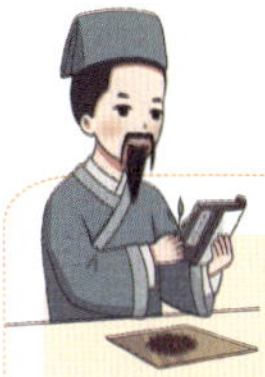

中医小讲堂

羌活与独活

羌活和独活都是常用的中药材，在医生的指导下将两者放在一起泡水喝还有不少功效呢！如解表、祛风除湿、止痛等，还能治疗风寒湿痹、外感风寒表证。

祛风除湿

豨莶草

别　名　火莶、猪膏莓、虎膏、狗膏、火杴草、猪膏草等。

药材来源

豨莶草为菊科植物腺梗豨莶、豨莶或毛梗豨莶的干燥地上部分。

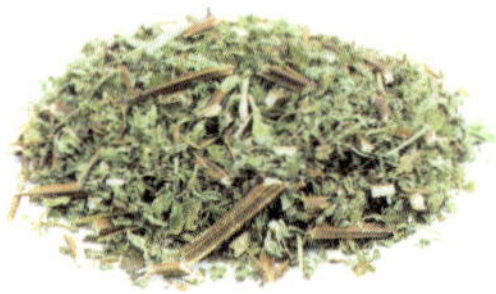
豨莶草

性味归经

性寒，味苦、辛，归肝、肾经。

功效主治

清热解毒，祛风湿，通经络。治疗反胃呕吐，疟疾，乳腺炎，风寒泄泻，脑血管意外后遗症，风湿痹痛，四肢麻木，骨节疼痛，脚弱无力及中风半身不遂等症。

禁　　忌

无风湿者忌服。

生境产地

豨莶多生长于灌木丛、荒草地、山野中及林下，分布于江苏、安徽、甘肃、浙江、江西等地。

药材加工

夏季开花前或花期时可采收，采收时割取地上部分，将其晒至半干，然后放置在干燥通风处，晾干。

现代研究

腺梗豨莶含有豨莶的苦味质和生物碱，其具有抗炎作用；毛梗豨莶与海州常山以 1 ∶ 2 的比例混合后煎煮，每千克大鼠给 10 克混合物，能够显著抑制鸡蛋清引发的关节肿胀。然而，如果只使用毛梗豨莶，则没有明显的抗炎作用。此外，豨莶的水浸液、30% 乙醇浸出液和乙醇 - 水浸出液具有降低麻醉动物血压的作用。

常用土单方

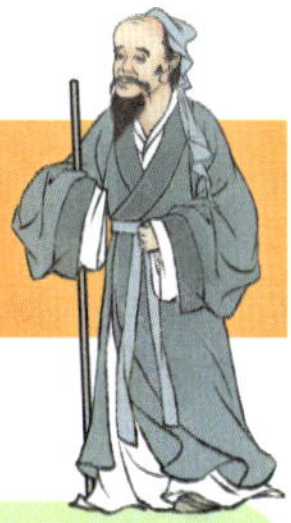

方一

处方 >>

豨莶草适量。

用法 >>

将上药焙干并研为细末，加炼蜜制成如梧子大小的药丸，每次服 50 丸，用沸汤服下。

主治 >>

反胃呕吐。

方二

处方 >>

豨莶草（干品）100 克。

用法 >>

水煎服，每日 1 剂，分 2 次服，连服 3 日。

主治 >>

疟疾。

方三

处方 >>

鲜豨莶草 120 克（干品 60 克）。

用法 >>

取鸡蛋 2 个。将鲜豨莶草水煎去渣，然后放入鸡蛋煮熟，饮汤食蛋。

主治 >>

乳腺炎。

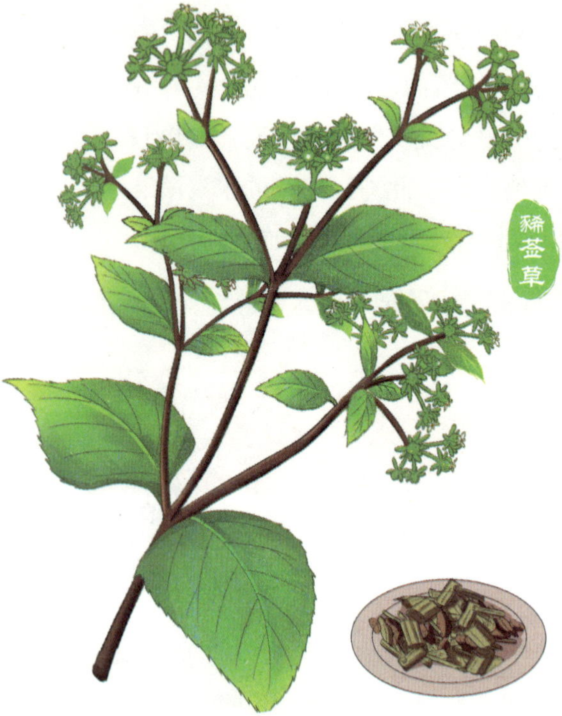

方四

处方 >>

豨莶草不拘多少。

用法 >>

取上药，去梗取叶，晒干，陈酒拌透，蒸过晒干，再拌再蒸，如法9次。干燥为细末，做成蜜丸，早空腹温酒吞服20~25克。

主治 >>

风、寒、湿三气着而成痹。

方五

处方 >>

豨莶草适量。

用法 >>

将上药研为末，用醋调成糊状，制成如梧桐子大小的药丸，每次服30丸，用白开水送下，注意水温。

主治 >>

风寒泄泻。

方六

处方 >>

豨莶草500克。

用法 >>

取蜜适量，米酒或陈醋各30毫升。将豨莶草用蜜（30克）、米酒或陈醋层层喷洒，蒸透晒干，依法重复9次后，粉碎，研为细末。再用蜜600克，熬至滴水成珠，和入药末，做成梧桐子大小的药丸。每天服20克，早晚2次，以米汤或稀粥送下。

主治 >>

脑血管意外后遗症。

第七章

理气土单方

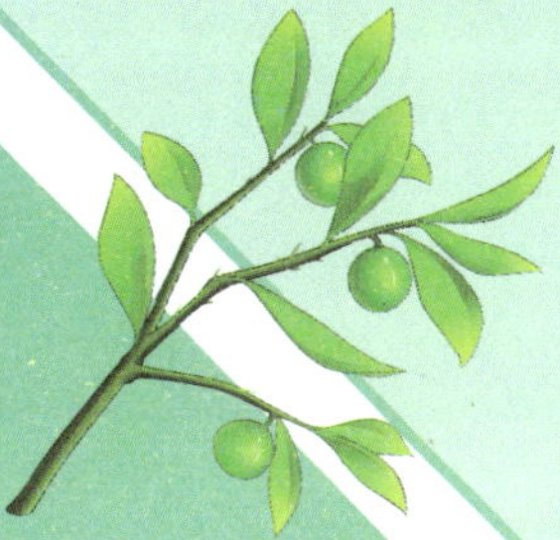

理气药指能舒畅气机的药物，具有行散气滞的效果，又叫行气药，药效强的叫破气药，代表药物有枳实、荔枝核、香附等。

破气消积

枳实

别名 鹅眼枳实。

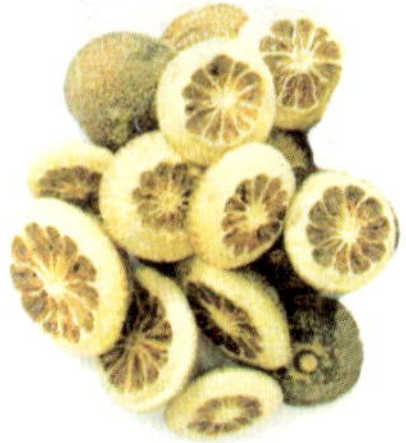

药材来源

枳实为芸香科柑橘属植物酸橙及其栽培变种或甜橙的干燥幼果。

性味归经

性微寒，味苦、辛、酸，归脾、胃经。

功效主治

破气消积，化痰除痞。治疗胃下垂，低血压病，子宫脱垂，消化不良，卒胸痹痛，湿热泻痢，气滞胸胁疼痛，产后腹痛等症。

禁忌

脾胃虚弱者及孕妇慎用。

生境产地

枳实主要生长在比较温暖的环境中，分布于四川、湖南、湖北、江苏等地。

药材加工

枳实不同的栽种方式有着不同的结果日期，种子播种后，一般 8~10 年开花结果，嫁接苗栽后一般 4~5 年结果，于 5—6 月采摘幼果或者幼果成熟后自然脱落后拾取，比较大的果实可以横切两半，晒干使用。

现代研究

酸橙果皮中含有挥发油、N–甲基酪胺、去甲肾上腺素、黄酮苷、色胺诺林等。除此之外，还含有蛋白质、脂肪、维生素 B_2、胡萝卜素、碳水化合物、钙、磷、铁等。枳实可使心收缩力增强，振幅增大，提取物有提高免疫力、抗炎、抗变态反应的功效。

常用土单方

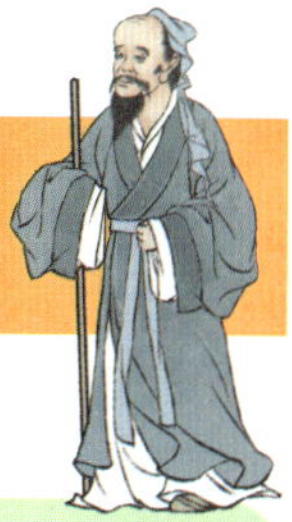

方一

处方 >>

枳实 20 克。

用法 >>

加 200 毫升清水煎至 60 毫升，每天早中晚分 3 次，于饭前 30 分钟服，每次服 30 毫升。连服数日。

主治 >>

胃下垂。

方二

处方 >>

枳实 15 克。

用法 >>

取上药，加入清水 200 毫升，煎至 100 毫升，分早晚 2 次服用。连续服用 7~14 天。

主治 >>

低血压病。

方三

处方 >>

枳壳 500 克。

用法 >>

将枳壳放入 1500 毫升的清水中煎至 600 毫升，每次 25 毫升，每天早中晚 3 次，加入适量白糖饭后服用。

主治 >>

子宫脱垂。

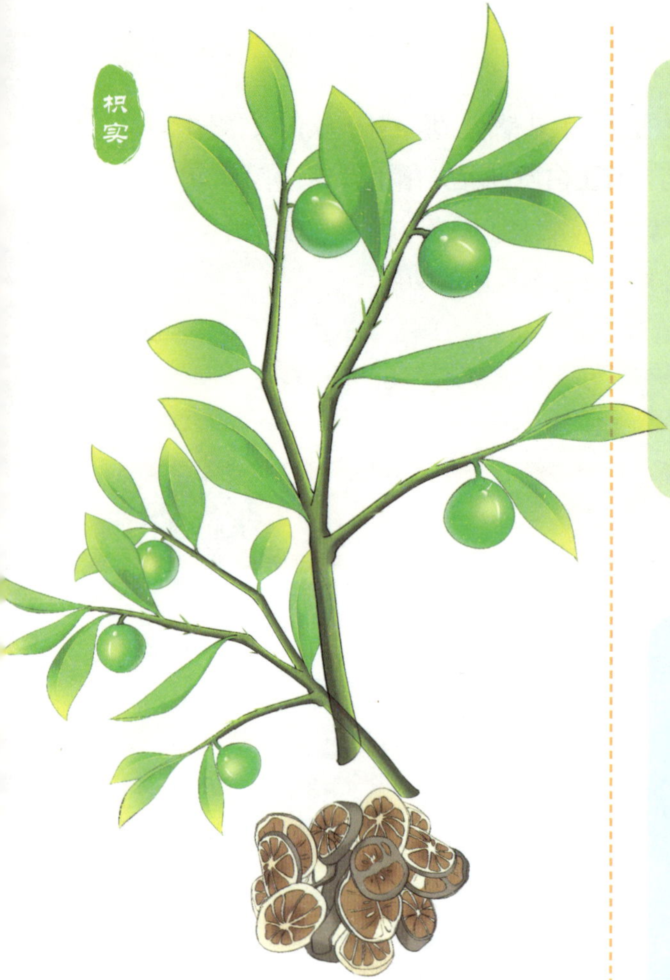

方四

处方 >>

枳实 10 克。

用法 >>

将上药放入 150 毫升的清水中煎至 80 毫升，每天 1 次。

主治 >>

消化不良。

方五

处方 >>

枳实适量。

用法 >>

取上药，捣末，汤服方寸匕（约为现在的 2.74 毫升），白天 3 次，晚上 1 次。

主治 >>

卒患胸痹痛。

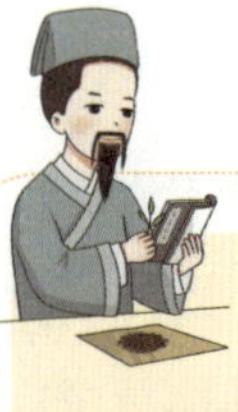

中医小讲堂

油焖枳实萝卜

枳实与萝卜一起炖汤吃有顺气通便、健胃消食的功效。具体做法：将 10 克枳实水煎，取汁备用。然后将猪油煸炸，萝卜切块，加入虾米后浇药汁适量。待上面的食材炖烂，加入适量的葱、姜丝、盐调味即可。

行气散结 荔枝核

别名 荔仁、枝核、大荔核。

药材来源

荔枝核为无患子科植物荔枝的干燥成熟种子。

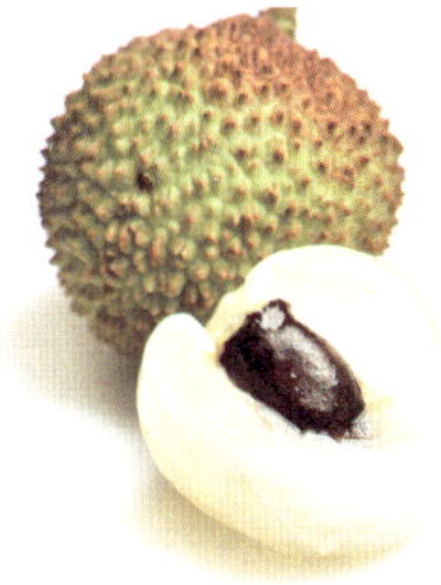

荔枝核

性味归经

性温，味甘、微苦，归肝、肾经。

功效主治

行气散结，祛寒止痛。主治心口痛及小肠疝气坠胀痛，气滞寒凝之胃脘疼痛及小肠气，老年非胰岛素依赖性糖尿病，狐臭，慢性胃痛，痔疮，寒疝腹痛，睾丸肿痛。

禁忌

无寒湿气滞者勿服。

生境产地

荔枝是一种喜欢高温多湿环境的植物，主要分布在广东、广西、福建和云南东南部，在四川和台湾也有栽培。

药材加工

夏季果实成熟时采摘，剥去果皮和果肉，留下种子，然后将其洗净晾干，以便干燥保存。果实的大小和饱满程度是评判其质量的重要指标。

现代研究

本品富含 α－亚甲基环丙甘氨酸、鞣质和皂苷，还含有微量的挥发油。它具有保护肝脏、抗氧化、抑制乙肝病毒和降低血糖的功效。

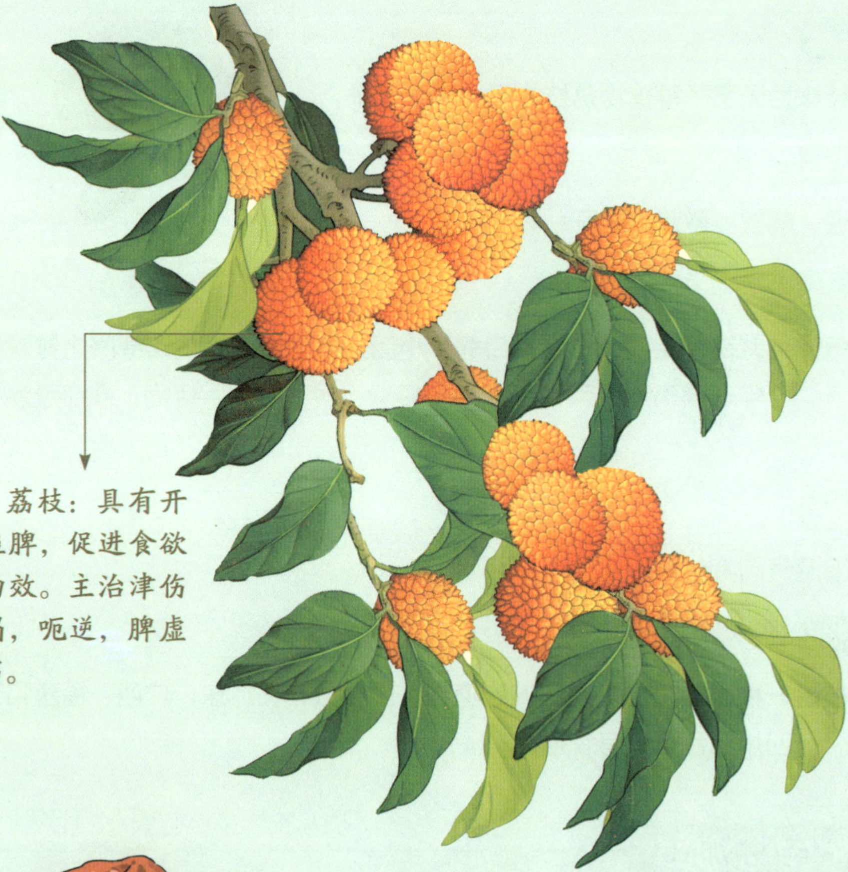

荔枝：具有开胃益脾，促进食欲的功效。主治津伤口渴，呃逆，脾虚泄泻。

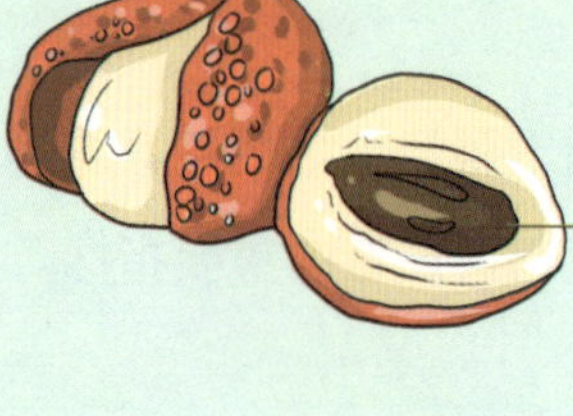

荔枝核：具有散寒止痛，行气散结的功效。主治疝气痛，胃脘久痛，睾丸肿痛，痛经。

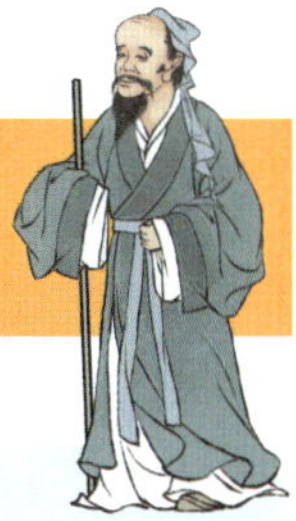

常用土单方

方一

处方 >>

荔枝核适量。

用法 >>

取上药，煅烧成炭，并研为粉末，装瓶备用。每次 4 克，用黄酒调服，每天 2~3 次，一般用药 1~2 天即可见效。

主治 >>

心口痛及小肠疝气坠胀痛。

方二

处方 >>

荔枝核 10 克。

用法 >>

取荔枝核烘干后研末，每次 10 克，1 天 3 次，饭前 30 分钟温水送服。

主治 >>

老年非胰岛素依赖性糖尿病。

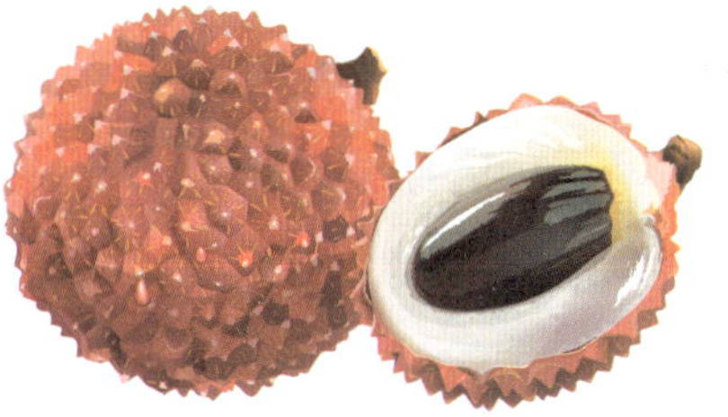

荔枝核

方三

处方 >>

荔枝核适量。

用法 >>

取上药，烘干并研末，装瓶备用。每次取药 6 克，每天 3 次，用黄酒或温开水送服。一般用药 2~4 次即可见效。

主治 >>

慢性胃痛。

方四

处方 >>

干荔枝核 1 枚。

用法 >>

选用干荔枝核 1 枚，酒醋 50 毫升。将荔枝核在盛有酒醋的瓷碗中磨成糊状，用棉签将药糊涂搽于患处，每天 2~3 次。一般 1 周，最长不超过半个月即可治愈。如复发可用同法治疗。

主治 >>

痔疮（外痔）。

行气解郁

香附

别名 莎草、香附子、香头草。

药材来源

香附为莎草科植物莎草的干燥根状茎。

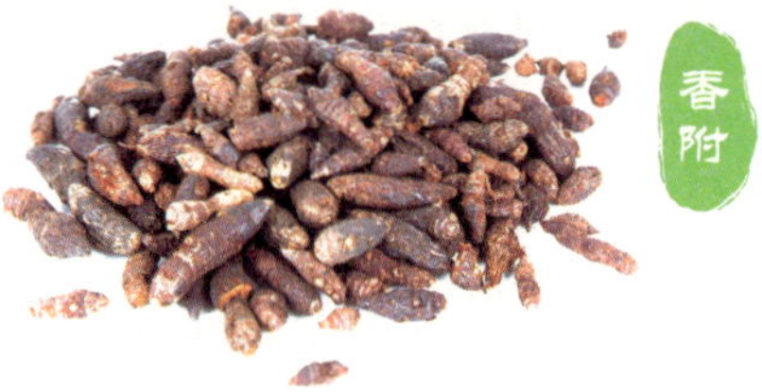

性味归经

性平，味辛、微苦、微甘，归肝、脾、三焦经。

功效主治

行气解郁，调经止痛。主治安胎，急性膀胱炎，尿路结石，偏正头痛，赤白带下，产后狂言，肺破咯血。

禁忌

经期女性和气虚无滞、阴虚血热者忌服。

生境产地

莎草生长于旱土、路旁、草坪上，全国大部分地区均有分布，以山东、浙江产者为佳。

药材加工

秋天到来时进行采摘，采摘时要将毛根烧掉，然后将它放入沸水中稍微煮一下，或者蒸熟后晒干，或者燎后直接晒干。选择质地坚实、香气浓郁、颗粒饱满、色泽紫黑的香附。可以生用或者用醋炒。

现代研究

香附富含多种营养成分，包括果糖、淀粉、葡萄糖和挥发油。其中，挥发油包含桉叶素、柠檬烯和樟烯等成分，具有轻微的雌激素效应，能够起到一定的调节作用。此外，从香附中提取的香附醇具有解热、镇痛和镇静的功效。实验结果还显示，香附具有抗病原微生物、促进胆汁分泌和抗炎的作用。这些发现为进一步研究香附的药理作用和临床应用提供了重要的科学依据。

常用土单方

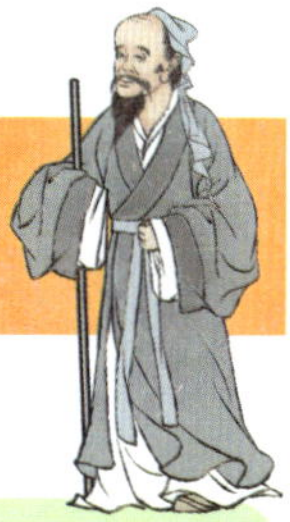

方一

处方 >>

香附子适量。

用法 >>

炒干，去毛，并研为细末，每次 3 克，每天 1 次，用温开水送服。

主治 >>

安胎。

方二

处方 >>

香附 30 克。

用法 >>

取上药，加水 300 毫升，煎至 200 毫升，1 剂煎 2 次，两煎兑匀，1 次顿服。

主治 >>

急性膀胱炎。

方三

处方 >>

生香附（鲜品）80~100 克，干品酌减。

用法 >>

水煎至适量，每天不拘时内服。并嘱患者尽量做到每次排尿入盂，筛洗结石是否排出。服药 1 个月为 1 个疗程，治疗 3

个疗程统计疗效。

主治 >>

尿路结石。

方四

处方 >>

香附适量。

用法 >>

经过去皮、煮、捣、晒、焙之后，研细末，加炼蜜调成丸子，如弹丸大，每服1丸。水1碗，煎药至八成服下，妇女用醋汤煎服。

主治 >>

偏正头痛，热气上攻，头目晕眩。

方五

处方 >>

香附子适量。

用法 >>

将香附子去毛炒焦，研末，热酒冲服10克，立马痊愈。已经昏迷的患者，服用15克，米汤送下。

主治 >>

赤白带下，血崩不止。

方六

处方 >>

生香附子适量。

用法 >>

用生香附子去毛研细，每服10克，姜、枣煎汤送下。

主治 >>

产后狂言，血晕妄语，烦渴不止。

方七

处方 >>

香附5克。

用法 >>

研细，米汤送服，每天服用2次。

主治 >>

肺破咯血。

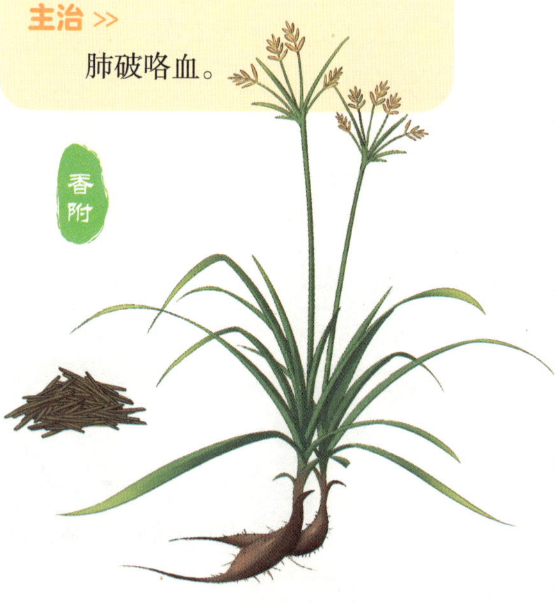

疏肝理气

佛手

别 名 佛手柑、合手瓜、洋丝瓜。

药材来源

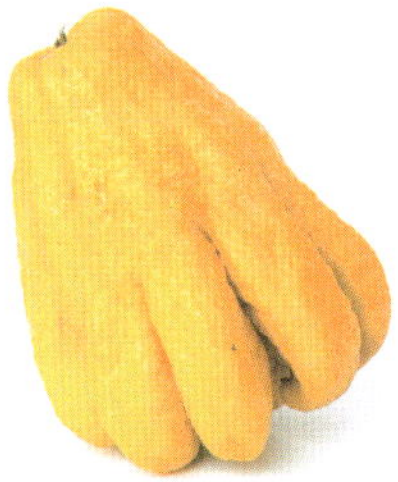

佛手为芸香科植物佛手的干燥果实。

性味归经

性温，味辛、苦、酸，归肝、脾、肺、胃经。

功效主治

疏肝理气，和胃止痛，燥湿化痰。主治咳嗽日久，胃气痛，痰气交阻之梅核气。

禁 忌

阴虚有火或无气滞者慎用。

生境产地

佛手适合生长在温暖的环境中，不耐高温，多分布于我国的云南、四川、广东、福建等地。

药材加工

在秋季，当果实还未完全变黄或刚刚变黄时进行采摘，将其切成薄片晾晒或者低温干燥，备用。其有香气，微微带有甜味，但在咀嚼后会略感苦涩。果皮黄色、果肉白色、味道香甜者为上品。

现代研究

佛手果实富含柠檬油素、微量的香叶木苷和橙皮苷。研究发现，佛手果实中的多糖与脂多糖协同作用，能够提高巨噬细胞分泌 IL–6 水平。此外，佛手果实的醇提取物对肠道平滑肌有显著的抑制作用。另外，它还能够有效缓解由乙酰胆碱引起的十二指肠痉挛，并具有扩张冠脉血管、增加冠脉血流量的作用。不过，需要注意的是，高浓度的佛手果实提取物会抑制心肌收缩力、降低血压，并减缓心率。

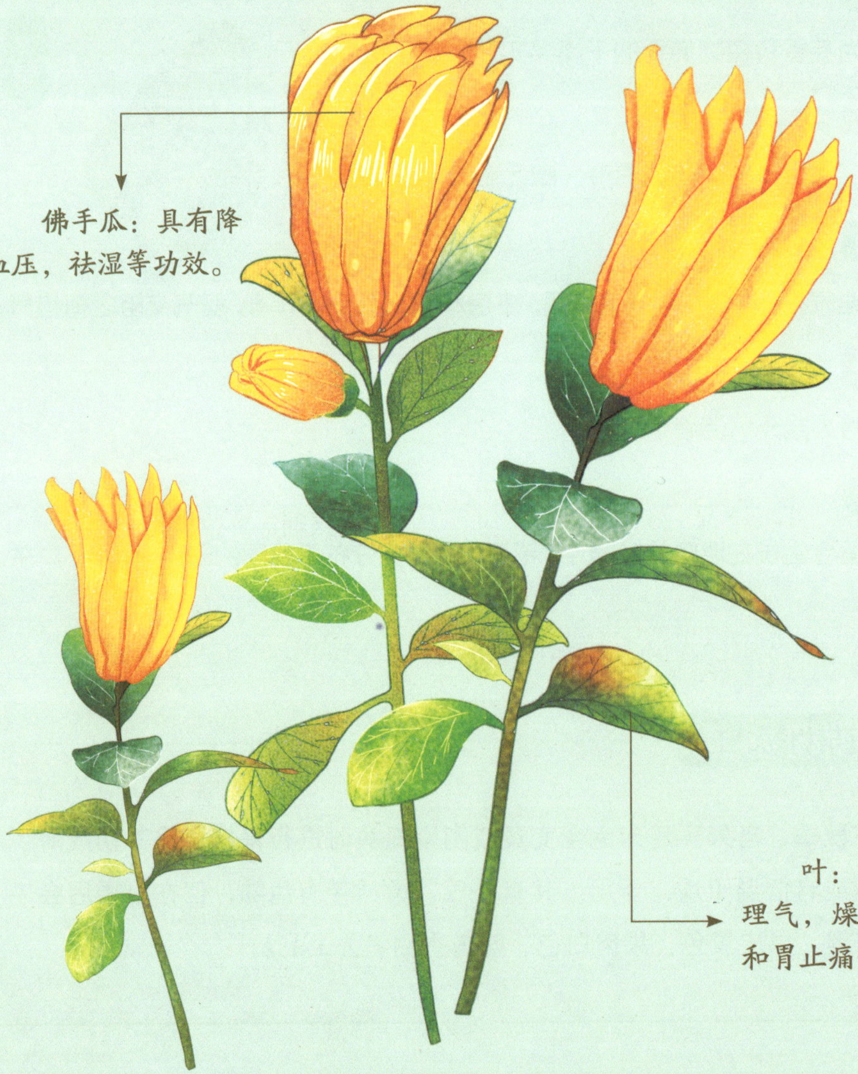

常用土单方

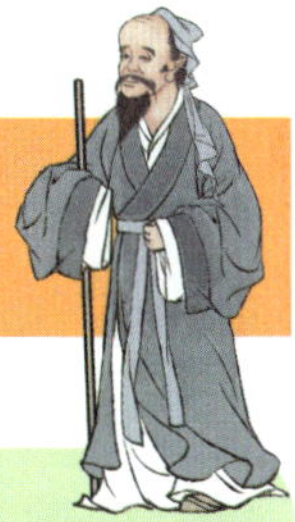

方一

处方 >>

佛手 3~10 克。

用法 >>

将上药放入 370 毫升的清水中煎至 200 毫升，口服。每天 1 次，一般连服 3~5 日即可痊愈。

主治 >>

咳嗽日久，痰多气喘，胸胁郁闷，胸膺作痛等症。

方二

处方 >>

鲜佛手 12~15 克。

用法 >>

取上药，放入杯中用开水冲泡，当茶饮用。

主治 >>

肝胃气痛。

方三

处方 >>

佛手适量。

用法 >>

将佛手放在新瓦上焙至黄色，研末。每次 9 克，以烧酒送服，每天 2 次。

主治 >>

胃气痛。

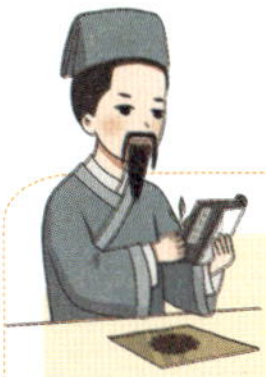

中医小讲堂

佛手也有禁忌人群

佛手是一种常见的药食同源植物，具有疏肝理气、和胃止痛的功效。这种药食同源的植物对大多数人来说是没有危害的，但对一些对佛手和柑橘类水果过敏的人来说，却成了“杀手”，能让人出现皮疹、荨麻疹、呼吸困难等症状，所以这类人要注意避免食用佛手。

理气健脾

陈皮

别名 橘皮、新皮、广陈皮、贵老、黄橘皮、红皮、红橘、大红袍。

药材来源

陈皮为芸香科植物橘及其栽培变种成熟果实的果皮。

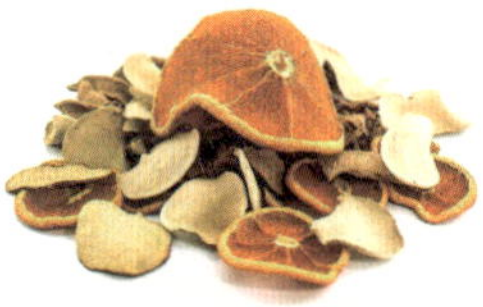

陈皮

性味归经

性温，味苦、辛，归脾、肺经。

功效主治

理气健脾，燥湿化痰。主治痰膈气胀，面部皮肤粗糙，急性乳腺炎，胸腹胀满，不思饮食，呕吐哕逆，咳嗽痰多，亦解鱼、蟹毒。

禁忌

阴虚燥咳、吐血、咳血及内有实热者慎服，气虚患者也应慎用。

生境产地

橘及其栽培变种喜欢生长在温暖、湿润、阳光充足的环境中，在平原、丘陵等地都能生长。主要产于安徽、广东、福建、湖北和四川等地。

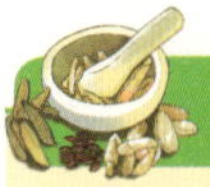

药材加工

在秋末冬初果实成熟时采摘，然后晾晒或者低温干燥。陈皮的品质取决于果皮的均匀度、大小、干燥程度、色泽鲜艳度、香气浓度和油性。广陈皮是广东的“三宝”之一，是用新会柑皮制成的。

现代研究

陈皮的主要成分是挥发油，挥发油中含有柠檬烯、黄酮类成分。适量的煎剂能增强心脏的收缩力，从而增加心脏的输出量，但大剂量时则可以抑制心脏功能。陈皮还能降低毛细血管的通透性，并且可以对抗溶血卵磷脂和组织胺引起的血管通透性增加。

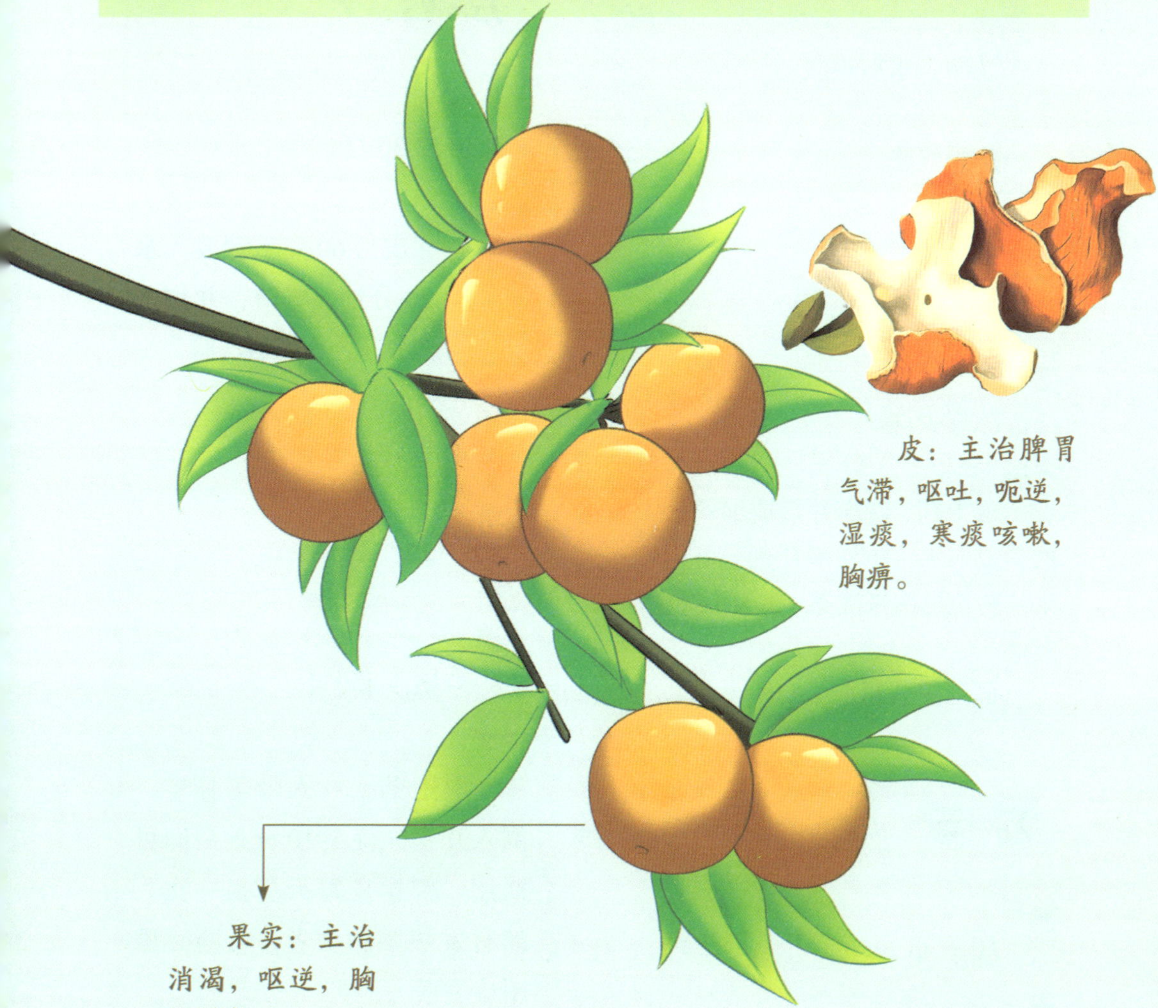
皮：主治脾胃气滞，呕吐，呃逆，湿痰，寒痰咳嗽，胸痹。
果实：主治消渴，呕逆，胸膈结气。

常用土单方

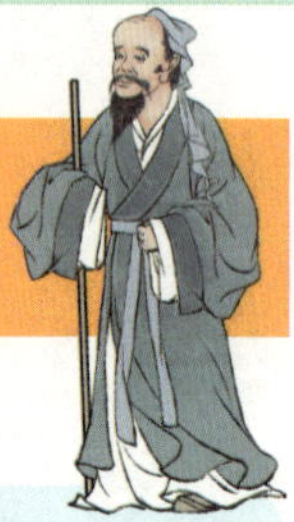

方一

处方 >>

陈皮 15 克。

用法 >>

洗净，水煎热服。

主治 >>

痰膈气胀。

方二

处方 >>

陈皮少许。

用法 >>

取上药，洗净并切成细丝，然后放入沸水中浸泡片刻，可用来洗脸也可用来洗澡，每天 1 次。

主治 >>

面部皮肤粗糙。

方三

处方 >>

陈皮 70 克。

用法 >>

取上药，水煎 2 次。早晚分服，每天 1 剂，15 天 1 个疗程。

主治 >>

急性乳腺炎。

方四

处方 >>

陈皮 30 克。

用法 >>

将陈皮与 60 克米糠放入水中煎约 20 分钟，去渣，并加入适量的热水混合均匀后洗脸。

主治 >>

面部皱纹。

方五

处方 >>

鲜橘皮 1~2 个。

用法 >>

取上药，放入带盖杯中，倒入开水，待 5~10 分钟后即可饮用。鲜橘皮每天更换一次。如有发热咳脓痰者，可同时服用抗生素。

主治 >>

慢性支气管炎。

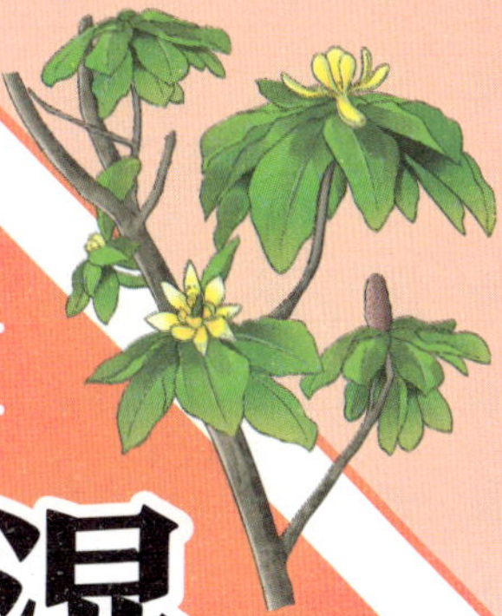

第八章

芳香化湿土单方

芳香化湿药指能化除湿浊、醒悦脾胃的药物，这类药物大多会散发出芳香的气味，代表药物有藿香、佩兰、厚朴等。

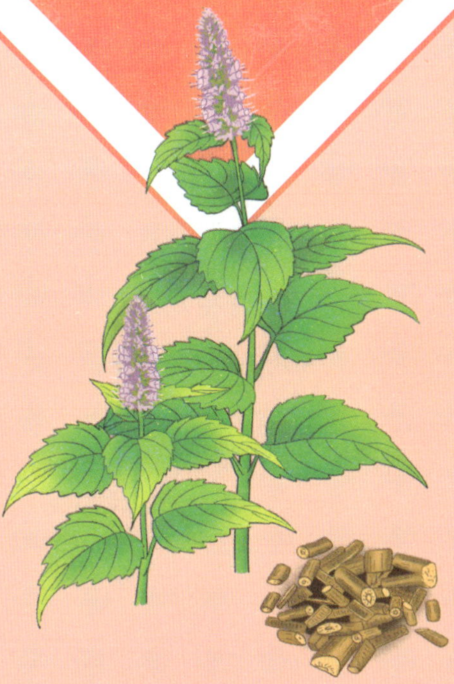

芳香化湿

藿香

别名 土藿香、排香草、大叶薄荷、兜娄婆香、猫巴虎、鱼香。

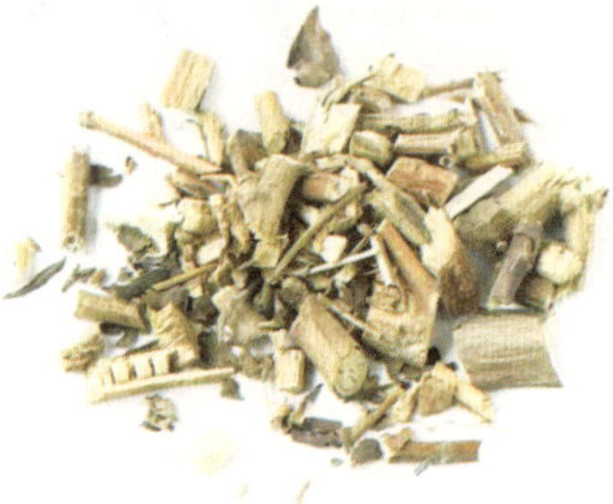

药材来源

藿香为唇形科植物广藿香或藿香的全草。

性味归经

性微温，味辛，归脾、胃、肺经。

功效主治

芳香化湿，和中止呕，祛暑解表。主治口臭，小儿牙疳溃烂出脓血，鼻窦炎，慢性胃炎，疮痈溃烂。

禁　　忌

阴虚者忌服。

生境产地

藿香多生长于肥沃、疏松且排水佳的微酸性沙壤土中，分布于广东、广西、福建等地。

药材加工

夏秋季节藿香枝叶茂盛，是采摘的绝佳时机，采摘后将其切段生用。

现代研究

藿香含有0.28%的挥发油，主要成分包括甲基胡椒酚等物质。本品所含的挥发油具有辛散解表的作用，可以扩张毛细血管，其芳香的气味可以促进胃液分泌，有助于增强消化功能，并对胃肠神经有镇静作用，可以抑制胃肠蠕动。此外，本品中还含有微量的鞣酸，具有收敛止泻的作用。有实验显示，藿香对一些常见的致病性皮肤真菌有抑制作用，因此可以外用以治疗手足癣等疾病。

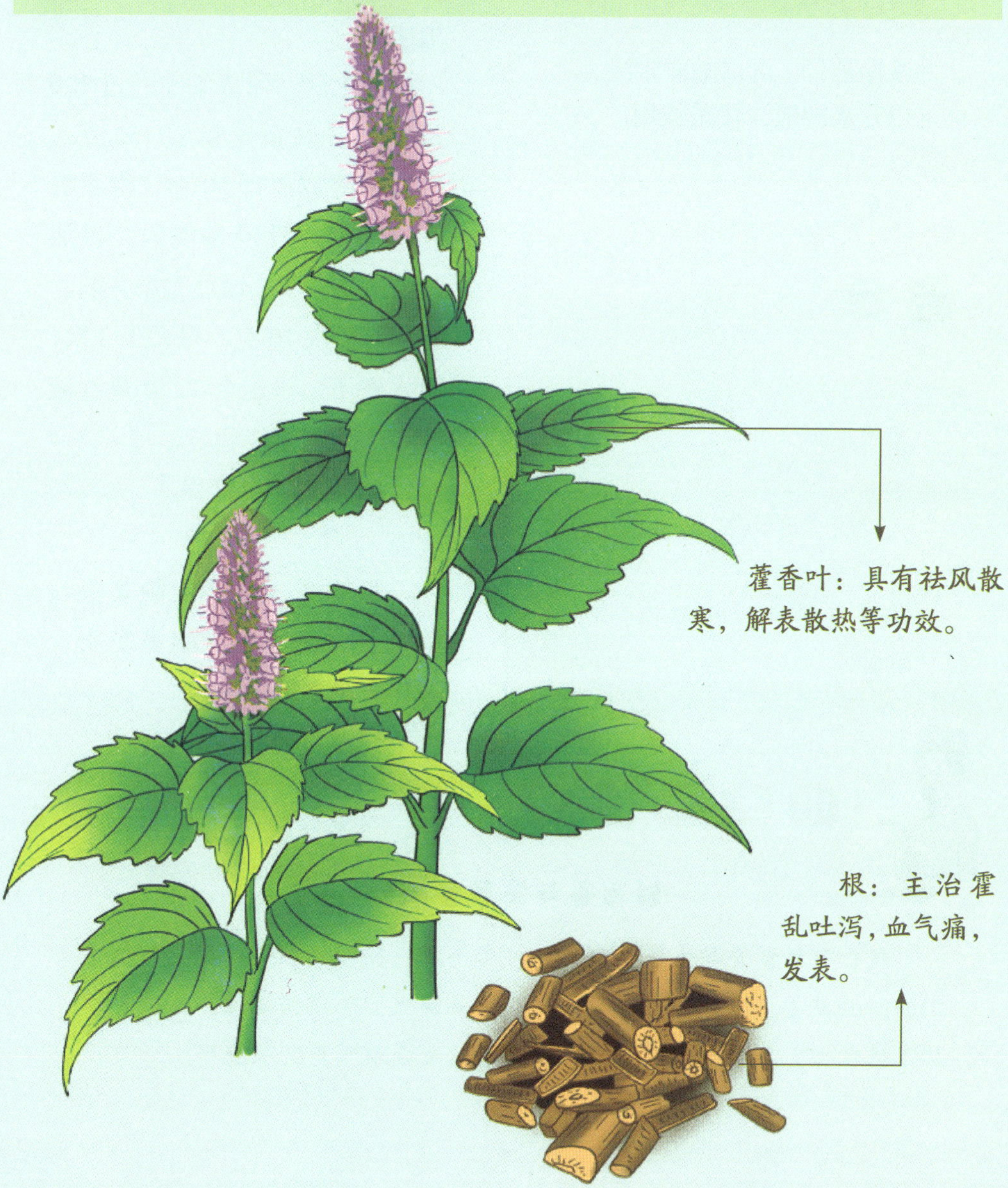

常用土单方

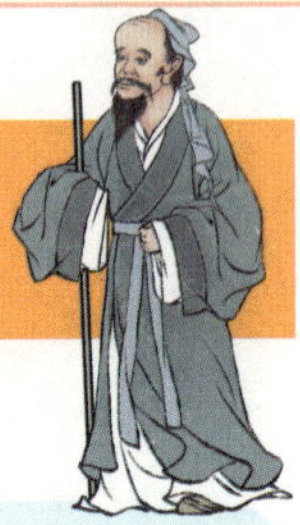

方一

处方 >>

藿香适量。

用法 >>

洗净煎汤。可以随时含漱，也可用开水冲泡，代茶饮用。

主治 >>

口臭。

方二

处方 >>

藿香适量。

用法 >>

入枯矾少许为末，搽牙根上。

主治 >>

小儿牙疳溃烂出脓血，口臭，嘴肿。

方三

处方 >>

藿香叶 500 克。

用法 >>

取上药，碾成细粉，过 120 目筛。另取新鲜猪胆 150 克，取汁浓缩成浸膏 50 克。将藿香叶粉和猪胆汁浸膏混匀，再加蜂蜜适量，制成绿豆大小丸剂，备用。每次 10 克，每天 2~3 次，温水送下。可配合 1%麻黄素液或 20%鱼腥草液滴鼻，每天 3~4 次，10 天为 1 个疗程。

主治 >>

鼻窦炎，包括上颌窦炎、筛窦炎、额窦炎、副鼻窦炎，或伴有鼻息肉等。

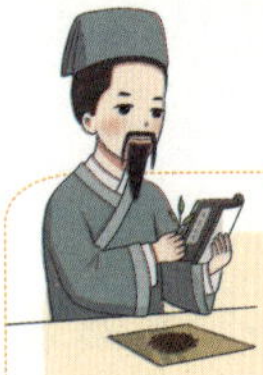

中医小讲堂

鲜藿香与生藿香之分

藿香有鲜藿香与生藿香之分，种类不同，功效也大不相同。鲜藿香指新鲜的藿香，燥性较弱，功效是清化暑湿之邪而不伤阴津；生藿香指阴干的藿香，微温芳香，化湿而不燥热，适合湿气重的人使用。

芳香化湿

佩兰

别名 大泽兰、水香、兰草、孩儿菊等。

药材来源

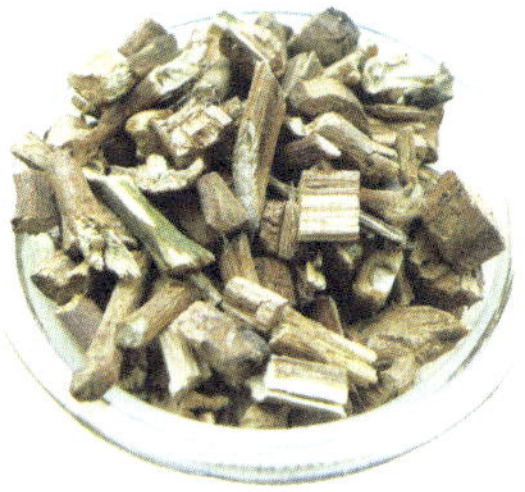

佩兰为菊科植物佩兰的干燥地上部分。

性味归经

性平，味辛，归脾、胃、肺经。

功效主治

醒脾开胃，芳香化湿，发表解暑。用于治疗百日咳，蛇咬伤，神经性头痛属痰浊上扰型，口臭，小儿褥疮，疮肿初起，产后阴翻等。

禁忌

阴虚血燥、气虚者忌服。

生境产地

佩兰喜温暖湿润气候，耐寒，但怕旱、怕涝，对土壤没有过高要求，有野生和栽培品种。它主要产于浙江、江苏、山东和河北等地。

药材加工

春、秋两季分两次采割，切段生用，或除去杂质，洗净稍润，切段晒干或低温干燥后使用。

现代研究

佩兰全草中含有 1.5% ~2% 的挥发油，这种挥发油可以用于治疗流行性感冒。然而，兰草的鲜叶或干叶的醇浸出物中含有一种具有急性毒性的有毒成分。实验证明，家兔在接受该成分的给药后，有麻醉，甚至抑制呼吸，心跳减慢、体温下降以及血糖升高等症状，甚至可能引发糖尿病。此外，牛和羊也可能因长期摄入兰草而发生慢性中毒，导致肾脏和肝脏受损，进而罹患糖尿病。

常用土单方

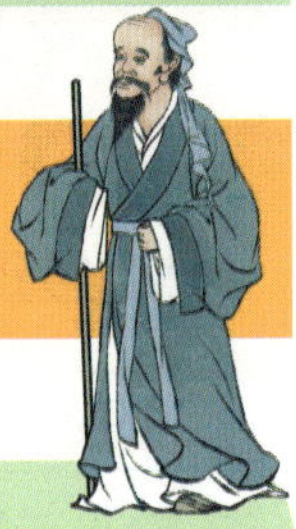

方一

处方 >>

佩兰适量。

用法 >>

依据年龄取上药，一般 1~3 岁取 30 克，3~5 岁取 45 克，5 岁以上根据情况适当增加药量。水煎 2 次分服，每天 1 剂。

主治 >>

百日咳。

方二

处方 >>

佩兰适量。

用法 >>

把佩兰捣碎将疮肿处封起来。

主治 >>

疮肿初起。

方三

处方 >>

佩兰叶 100 克。

用法 >>

先对咬伤处按照常规冲洗排毒后，再将佩兰叶洗净捣烂敷于患处，然后用外用敷料覆盖固定。每天换药 2~3 次，每次换药前都需要将伤口冲洗干净。中毒重者需送医进行输液及对症治疗。

主治 >>

蛇咬伤。

方四

处方 >>

佩兰适量。

用法 >>

用碾碎的佩兰心将褥疮周围封起来。

主治 >>

小儿褥疮。

方五

处方 >>

鲜佩兰 500 克。

用法 >>

以上药物，洗净切碎，放入蒸馏瓶中，加水约 2000 毫升，加热，收集蒸汽，制成≤1000 毫升的药液备用。每天 120 毫升，分 2 次温热服，小儿酌减。

主治 >>

神经性头痛属痰浊上扰型。

方六

处方 >>

佩兰 200 克。

用法 >>

煎汤熏洗。2~3 次后，加枯矾一起煎洗。

主治 >>

产后阴翻。

方七

处方 >>

佩兰 30 克。

用法 >>

取上药，加入 600 毫升清水，煎约 30 分钟，贮存供 1 日使用。用时取药液漱口 1~2 分钟，每天 3~4 次。

主治 >>

口臭。

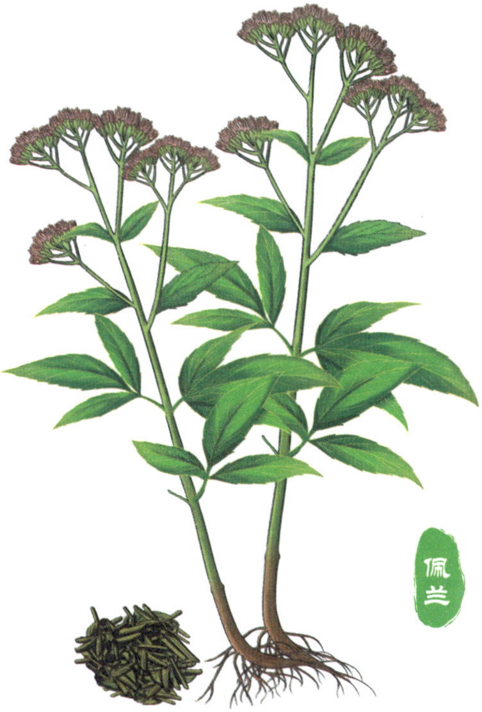

燥湿消痰

厚朴

别　名　厚皮、重皮、赤朴、烈朴。

药材来源

厚朴为木兰科植物厚朴或凹叶厚朴的干燥树皮、根皮及枝皮。

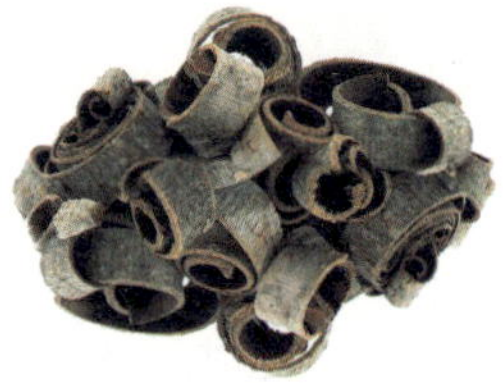

厚朴

性味归经

性温，味苦、辛，归脾、胃、肺、大肠经。

功效主治

燥湿消痰，下气除满。主治阿米巴痢疾，肌强直，细菌性痢疾，外科疖肿伴有发热者，久患气胀心闷，月经不通。

禁　　忌

气虚津亏者、孕妇忌服。

生境产地

厚朴多为栽培，生长于山地林间，分布于四川、贵州、湖北、湖南、陕西、甘肃、河南、江西、浙江、广西等地。

药材加工

厚朴4—6月剥取，根皮及枝皮直接阴干，干皮置沸水中微煮后，堆置阴湿处，“发汗”至内表面变紫褐色或棕褐色时，蒸软，取出，卷成筒状，干燥。

现代研究

厚朴树皮是一种富含四氢厚朴酚、厚朴酚和异厚朴酚的药材，同时也含有挥发油和木兰箭毒碱。科学研究证明，厚朴树皮具有抗菌作用，并且在小鼠和豚鼠的离体肠管中，小剂量会产生兴奋作用，大剂量则有抑制作用。厚朴树皮还能够刺激豚鼠的支气管平滑肌。另外，研究发现，凹叶厚朴树皮中含有皂苷挥发油和生物碱。

常用土单方

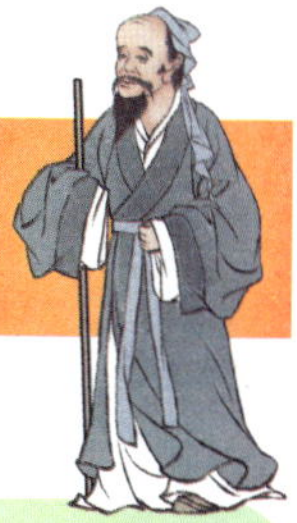

方一

处方 >>

厚朴 120 克。

用法 >>

取上药，加入清水煎煮 2 次，合并滤液，浓煎至 400 毫升，装好备用。每天 2 次，每次 20 毫升，口服。

主治 >>

阿米巴痢疾。

方二

处方 >>

厚朴 9~15 克。

用法 >>

取上药，加入 300 毫升清水，水煎 2 次，顿服。

主治 >>

肌强直。

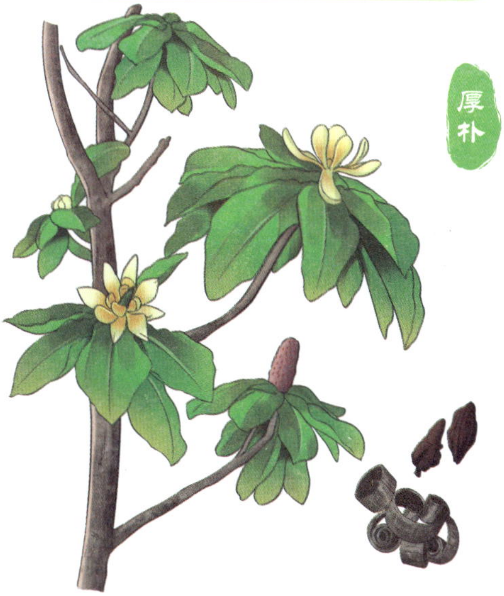

方三

处方 >>

厚朴适量。

用法 >>

取上药，研末。每次 3 克，每天 2~3 次，口服。

主治 >>

细菌性痢疾，湿热内蕴型急性肠炎。

方四

处方 >>

厚朴适量。

用法 >>

取上药，研为细粉，每 20 克药粉加凡士林 100 克拌匀，即成软膏。涂敷患处，纱布覆盖，胶布固定，每天 1 次。

主治 >>

外科疖肿伴有发热。

方五

处方 >>

厚朴适量。

用法 >>

厚朴火上炙令干，又蘸姜汁炙，直待出现焦黑，捣筛如面。以陈米饮调下二钱匕（一钱匕为 1.5~1.8 克），每天服用 3 次。

主治 >>

久患气胀心闷，饮食不得。

方六

处方 >>

厚朴 15 克。

用法 >>

将炙过的厚朴切细，加水 3 升，煎成 1 升，分两次空腹服下，三四剂之后，即见特效。

主治 >>

月经不通。

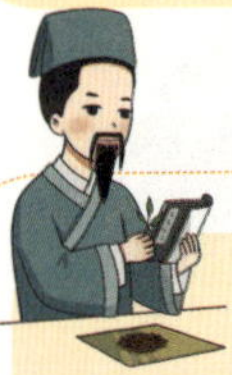

中医小讲堂

服用厚朴禁忌还不少

在中医中，厚朴不能与硝石、泽泻配伍，否则会引起不良反应；中西医联合用药时，厚朴不能与卡那霉素、链霉素、多黏菌素等混合一起长期使用，否则会加重抑制呼吸等毒性反应；服用了厚朴，一定要忌生冷黏腻食物和豆类食物。

化湿行气

白豆蔻

别名 多骨、壳蔻、白蔻、波寇。

药材来源

白豆蔻为姜科植物白豆蔻的果实。

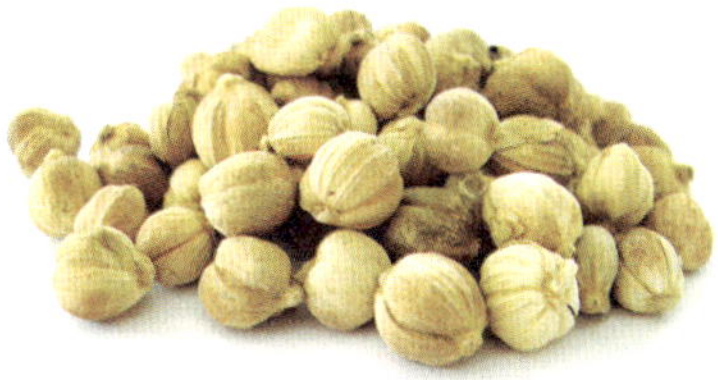

性味归经

性温，味辛，归肺、脾、胃经。

功效主治

化湿行气，温中止呕。主治胃气冷，妇产科腹部术后患者出现腹胀、腹痛，胃寒作吐及作痛，气滞，食滞，胸闷等症。

禁　忌

气血亏虚、无寒湿者忌服。

生境产地

白豆蔻多生长于湿润的环境中，分布于海南和云南等地。

药材加工

10—12月，当果实呈现出黄绿色但还未开裂时，开始采收。采摘下来的果实去除残留的果柄，并进行晾晒，仔细地清理果实，将杂质拣净，筛去皮屑；然后将果实打碎，或者剥去果壳，取出果仁并打碎使用。

现代研究

果实富含的挥发性油成分可以刺激胃液的分泌，促进肠道蠕动，阻止肠道内的异常发酵，消除胃肠道积气，并且还具有止呕的功效。

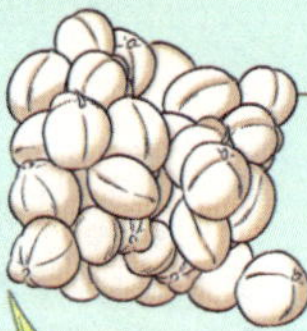

仁：能温中，治疗心腹痛，止呕吐，除口臭。

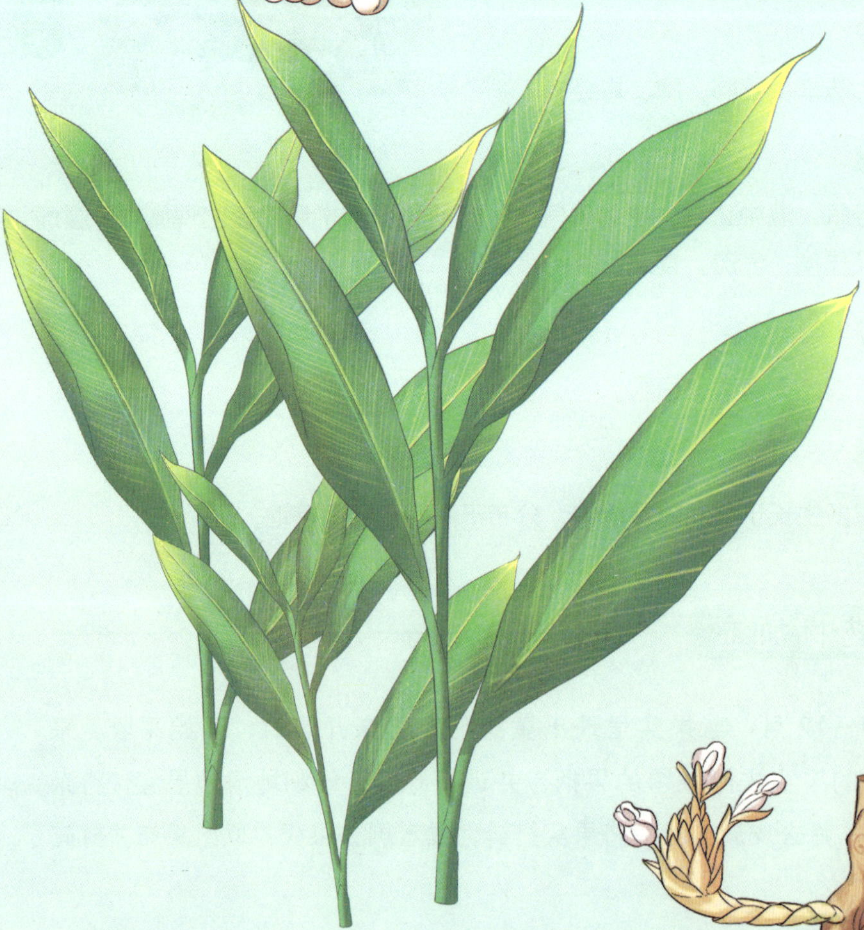

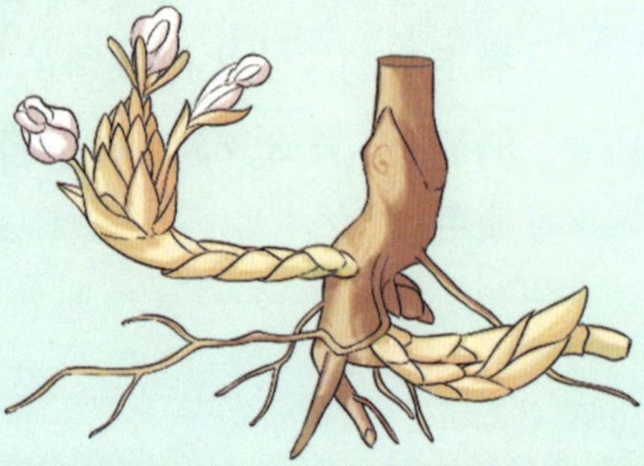

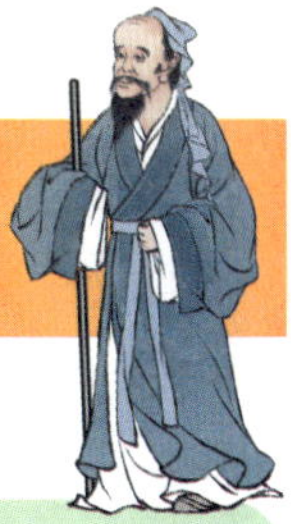

常用土单方

方一

处方 >>

白豆蔻3枚。

用法 >>

捣，筛，更研细，好酒一杯，微温调之，并饮两三杯。

主治 >>

胃气冷，吃饭即欲得吐。

方二

处方 >>

白豆蔻10克。

用法 >>

于术后6小时即取研细末，加水150毫升煮沸后即服，每天2次，服至患者饮食正常为止。

主治 >>

妇产科腹部术后患者出现腹胀、腹痛。

方三

处方 >>

白豆蔻仁15克。

用法 >>

为末，酒送下。

主治 >>

胃寒作吐及作痛。

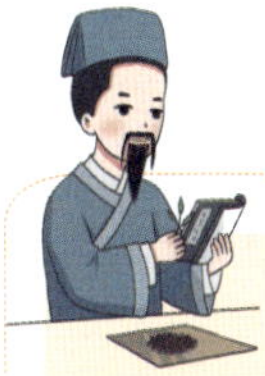

中医小讲堂

白豆蔻壳

白豆蔻不但果实能入药，它的壳还能入药呢！白豆蔻壳味微辛，具有宽胸开胃的功效，能治疗呕吐、恶心、脘腹不适、食积等症，使用方法是煎汤，或入丸、散。

燥湿健脾

苍术

别　名　茅术、南苍术、穹隆术、赤术、山精、马蓟、枪头菜、山蓟根、大齐齐芽。

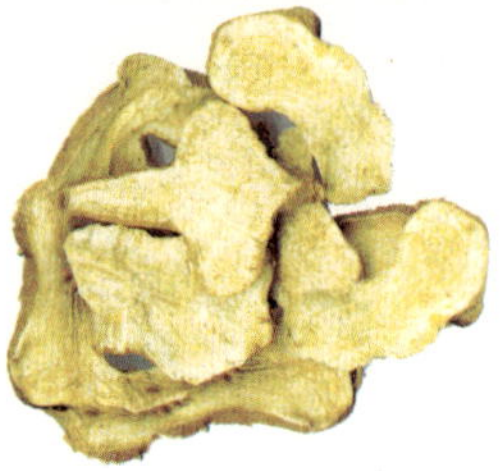

苍术

药材来源

苍术为菊科植物茅苍术或北苍术的干燥根状茎。

性味归经

性温，味辛、苦，归脾、胃、肝经。

功效主治

燥湿健脾，祛风散寒，明目。主治湿气身痛，夜盲症，胃下垂，烧烫伤，结膜干燥症，慢性丹毒，牙床风肿。

禁　忌

不能与李子、桃子、菘菜、青鱼同服。

生境产地

苍术多生长于山坡、灌丛、草丛、岩缝、林下。北苍术分布于我国北方等地，茅苍术分布于江苏、湖北和河南等地。

药材加工

苍术一般在春、秋二季采挖，采挖后将其晒干、切片，可以生用、麸炒或米泔水炒用。

现代研究

苍术含有挥发油、维生素 A、B 族维生素、维生素 D 和其他营养成分，经过药理研究发现，苍术对皮肤角化症、夜盲症和软骨病等具有治疗作用。此外，苍术还能降低血糖，因此在临床上也被用于治疗糖尿病。另外，苍术和艾叶烟熏消毒（在 6 立方米的实验室中使用 200 克苍术和 200 克艾叶，烟熏 2 小时），对金黄色葡萄球菌、大肠杆菌、结核分枝杆菌、绿脓杆菌和枯草杆菌都有很好的灭菌效果。

常用土单方

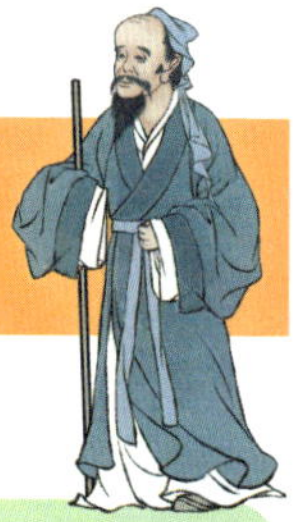

方一

处方 >>

大苍术 1 枚。

用法 >>

取上药，切作两片，于中取一孔，入盐实之，湿纸裹，烧存性，取出研细，以此揩之，去风涎，即可痊愈，以盐汤漱口。

主治 >>

牙床风肿。

方二

处方 >>

苍术 18 克。

用法 >>

水煎取汁。每天上午服用 1 次。一般连续服用 5~7 天即可痊愈。

主治 >>

夜盲症。

方三

处方 >>

茅苍术 20 克。

用法 >>

用水冲泡代茶饮用，每天 1 剂。

主治 >>

胃下垂。

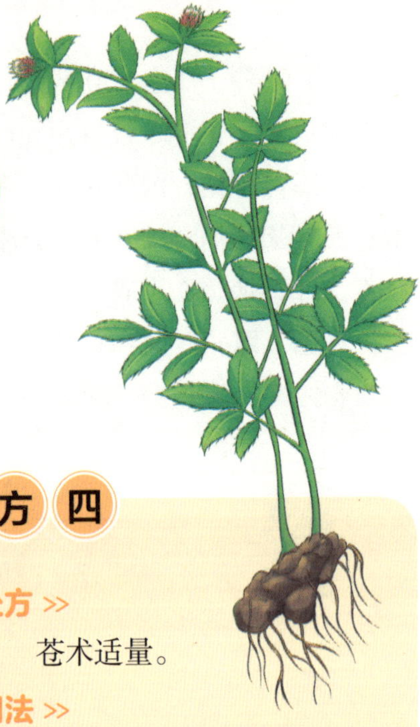

方四

处方 >>

苍术适量。

用法 >>

将苍术研为细末，放入白芝麻油中搅拌成稀糊状，用洁净鸡毛将药糊薄薄地涂于患处，每天 1~2 次，直至痊愈为止。一般病症较轻者 3~4 天可结痂，7~10 天即可痊愈。

主治 >>

烧烫伤。

方五

处方 >>

苍术适量。

用法 >>

取上药，研为细末。每天 3 克，分 3 次用开水冲服，儿童减量，可养肝明目。一般经过 2~3 天的治疗，干燥症状会逐渐消失。

主治 >>

结膜干燥症。

方六

处方 >>

苍术 1000 克。

用法 >>

取蜂蜜 250 克。将苍术放入清水中煎煮 2 次，将 2 次过滤后的药汁合并，浓缩成稠膏，然后加入蜂蜜搅拌调匀。每天 2 次，每次 1 匙，开水冲服。

主治 >>

慢性丹毒。

方七

处方 >>

苍术适量。

用法 >>

泔浸切，水煎，取浓汁熬膏，白汤点胶。

主治 >>

湿气身痛。

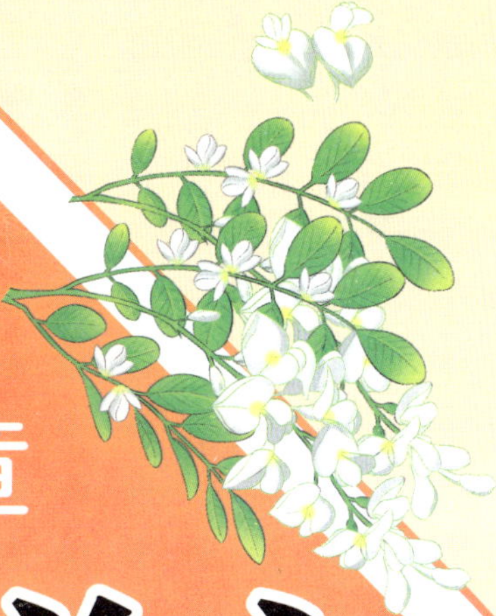

第九章

止血土单方

止血药指能控制体内外出血的药物，主治咯血、吐血、尿血、崩漏、创伤出血等，代表药物有三七、白及、槐花、蒲黄等。

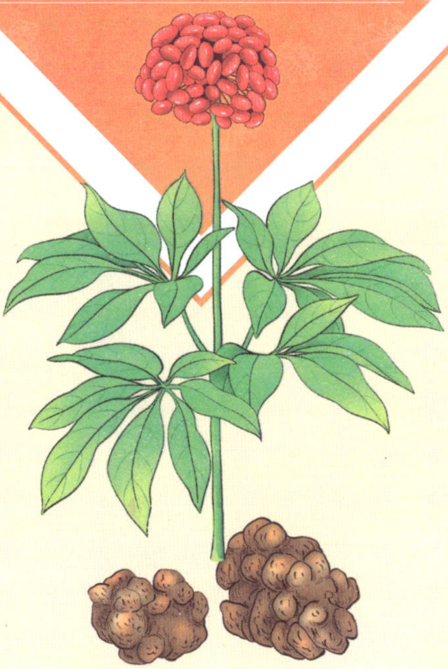

散瘀止血

三七

别　名　山漆、田七、参三七、金不换、人参三七。

药材来源

三七为五加科植物三七的干燥根和根状茎。

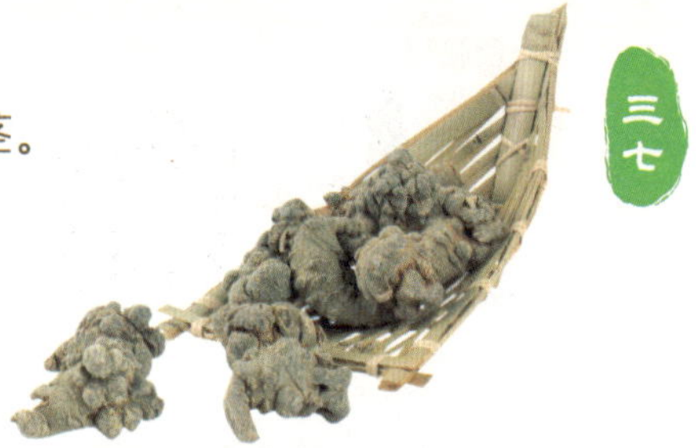

性味归经

性温，味甘、微苦，归肝、胃经。

功效主治

散瘀止血，消肿定痛。主治高脂血症，上消化道出血，慢性迁延性肝炎，丙氨酸氨基转移酶（谷丙转氨酶）升高，冠心病心绞痛。

禁　　忌

孕妇忌服。

生境产地

三七多为栽培，生长于山坡林荫下，分布于云南、广西、四川、湖北、广东、福建、江西、浙江等地。

药材加工

三七一般在夏末秋初开花前，冬季种子成熟后采挖，采挖后先除去三七根部的泥土，洗净，晒干，可以生用、研细粉用。

现代研究

三七植物中含有多种化学成分，主要有效成分有三七皂苷，同时还含有人参皂苷、三七素、氨基酸和黄酮等。三七止血作用强，能够抑制血小板的聚集，阻止凝血酶引发的纤维蛋白转化，并且能够激活尿激酶对血纤维蛋白原的作用。三七还具有降低血压、抗心律失常和扩张血管的作用，增强中枢抑制药的催眠、安定、抗惊厥和镇静效果，以及一定的抗肝损伤、抗炎、抗肿瘤和调节免疫的作用。

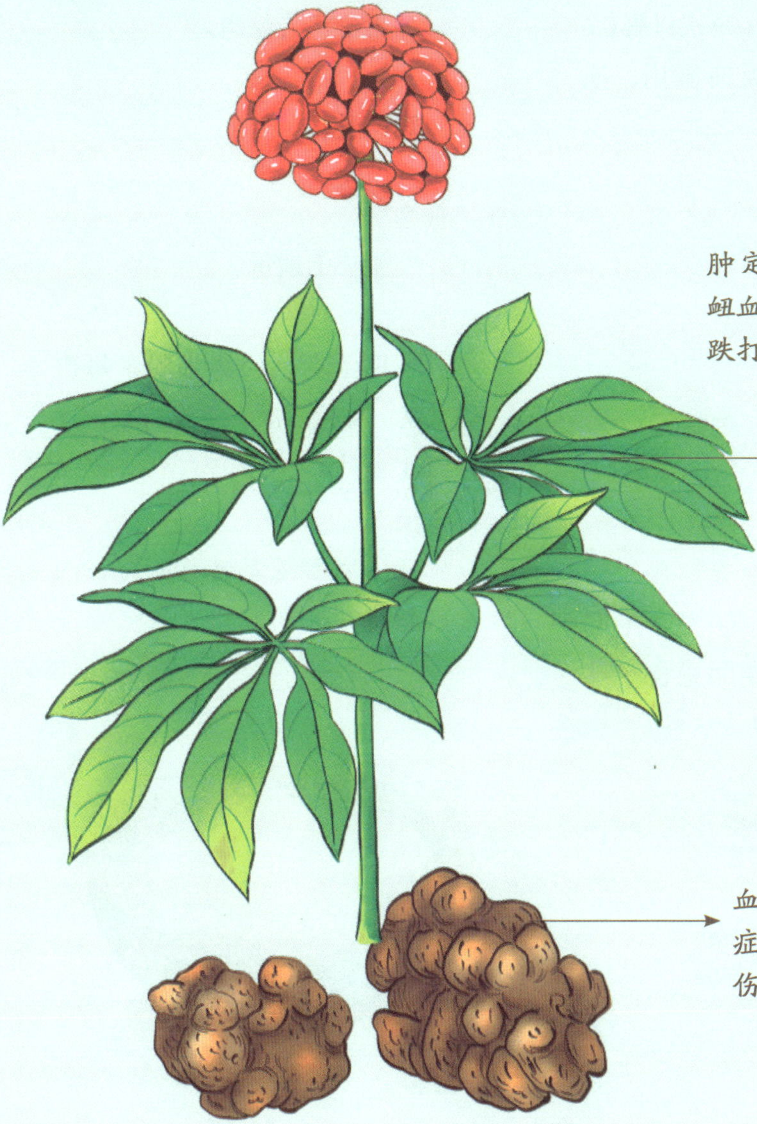

叶：散瘀止血，消肿定痛。常用于吐血，衄血，便血，外伤出血，跌打肿痛，痈肿疮毒。

根：化瘀止血，活血定痛。主治各种出血症，瘀血肿痛、跌打损伤等瘀血阻滞者。

常用土单方

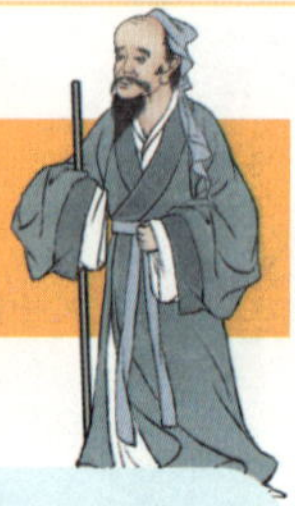

方一

处方 >>

生三七适量。

用法 >>

取上药，研末。每次口服0.6克，每天3次，饭前服用，连服1~2个月。

主治 >>

高脂血症。

方二

处方 >>

生三七适量。

用法 >>

研为细粉。空腹口服，每天3次，每次1.5~2.0克，用温开水送下。服药期间忌食辛辣及过于油腻的食物。

主治 >>

慢性迁延性肝炎。

方三

处方 >>

三七适量。

用法 >>

取上药，研为细粉。用温开水冲服，每次6克，每天2次。

主治 >>

冠心病心绞痛。

方四

处方 >>

生三七适量。

用法 >>

取上药，研为细粉。每次1克，每天3次，空腹口服，连续1个月。

主治 >>

丙氨酸氨基转移酶（谷丙转氨酶）升高。

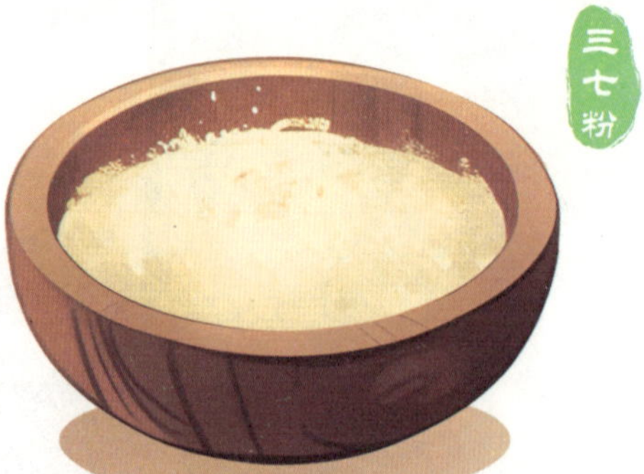

收敛止血

白及

别名 **白芨、甘根、连及草。**

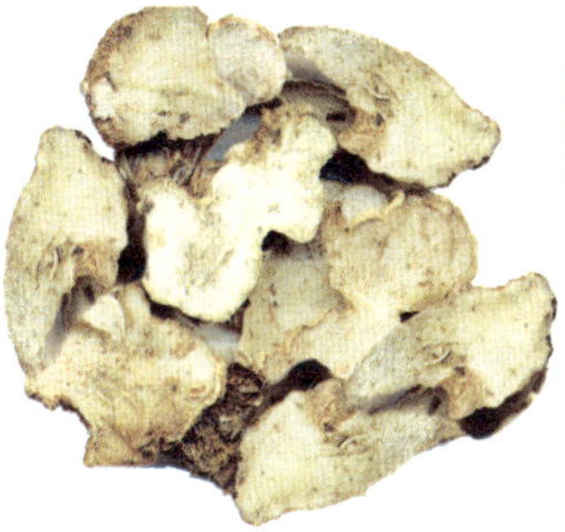

药材来源

白及为兰科多年生草本植物白及的块茎。

性味归经

性微寒，味苦、甘、涩，归肺、胃、肝经。

功效主治

收敛止血，消肿生肌。主治流行性出血热消化道出血，支气管扩张咯血，肺痨，手足皲裂，肺结核，鼻衄，水火烫伤。

禁忌

不可与附子、制川乌、草乌同服。

生境产地

白及多生长于温暖、阴湿的环境中，分布于贵州、四川、湖南、湖北等地。

药材加工

白及一般在夏、秋两季采挖，采挖后除去须根，洗净，晒干，一般生用。

现代研究

白及含有多种成分，如黏液质、葡萄糖、淀粉、白及甘露聚糖、白及胶等。白及能抑制人型结核分枝杆菌、革兰氏阳性菌和部分真菌，还有预防腹腔粘连的作用。白及块根浸出液有保护胃黏膜，促进凝血的作用。白及块茎中含有的黏液质有抗肿瘤的作用。

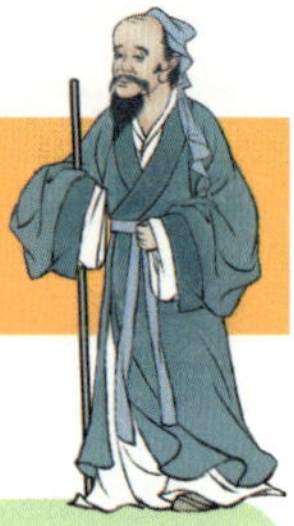

常用土单方

方一

处方 >>

白及50~100克。

用法 >>

加水煎成胶冻状溶液500~1000毫升。每天1剂，分3次服或频服，直至大便潜血转阴后停服。

主治 >>

流行性出血热消化道出血。

方二

处方 >>

白及适量。

用法 >>

研为细粉，成人每次服2~4克，每天3次，3个月为1个疗程。

主治 >>

支气管扩张咯血。

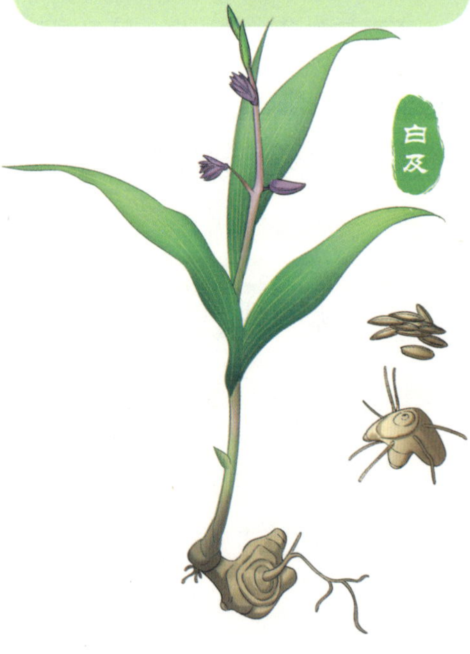

方三

处方 >>

白及适量。

用法 >>

将白及焙干，研末。加适量凡士林调成软膏外用，早晚各涂药1次。可生肌收口。

主治 >>

手足皲裂。

方四

处方 >>

白及500克。

用法 >>

每次9克，每天1次，用米汤上层的泡沫冲服，一般用药50~55天即可痊愈。

主治 >>

肺痨。

方五

处方 >>

白及适量。

用法 >>

研为细粉。每天吞服6克，连续用药3个月。

主治 >>

肺结核。

方六

处方 >>

白及适量。

用法 >>

研为极细末，把药末放入冷开水中调拌(糯米粥汤更好)，并将药糊捏成条状。用时将药条塞入患侧鼻腔（双侧出血者则轮换塞药），保留2天左右。

主治 >>

鼻衄。

方七

处方 >>

白及粉适量。

用法 >>

用白及粉调油擦拭伤口。

主治 >>

水火烫伤。

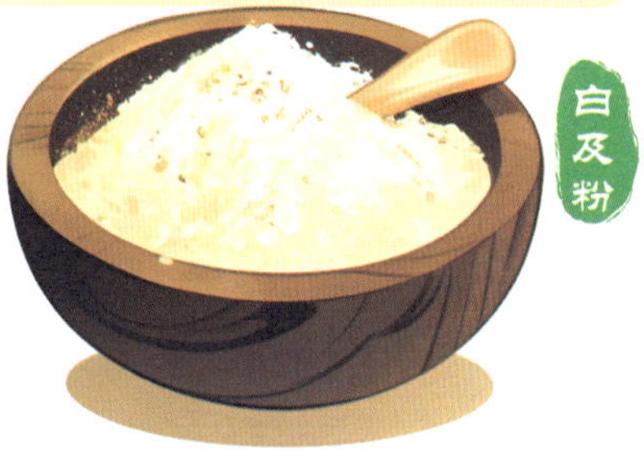

凉血止血

槐花

别名 槐蕊、槐米。

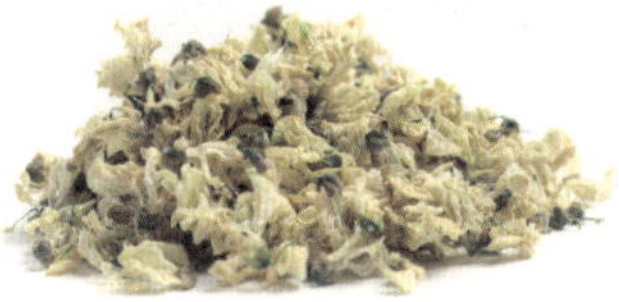

药材来源

槐花为豆科植物槐的干燥花及花蕾。

性味归经

性微寒，味苦，归肝、大肠经。

功效主治

凉血止血，清肝泻火。主治暑疖，银屑病，便秘，黄水疮，血热妄行之肠风便血，血痢，痔血，咯血，尿血，衄血，崩漏，肝火上炎之头痛，目赤肿痛等。

禁忌

脾胃虚寒、里无实火者禁用。

生境产地

槐喜阳光充足、干冷的环境。多分布在山东、河南、辽宁、河北等地。

药材加工

采摘槐花时，以整齐、没有枝梗、颜色呈现黄白色的为佳。贮藏本品时，宜放置在干燥通风处，并存放于缸或箱子里，以防霉防蛀。用于泄热时，宜生用；用于止血时，宜炒炭用。

现代研究

槐花含有多种成分，如蛋白质、多量芸香苷等。有明显的止血作用，还有抗炎、降血压、降血脂等作用。此外，对一些真菌也有明显的抑制作用。

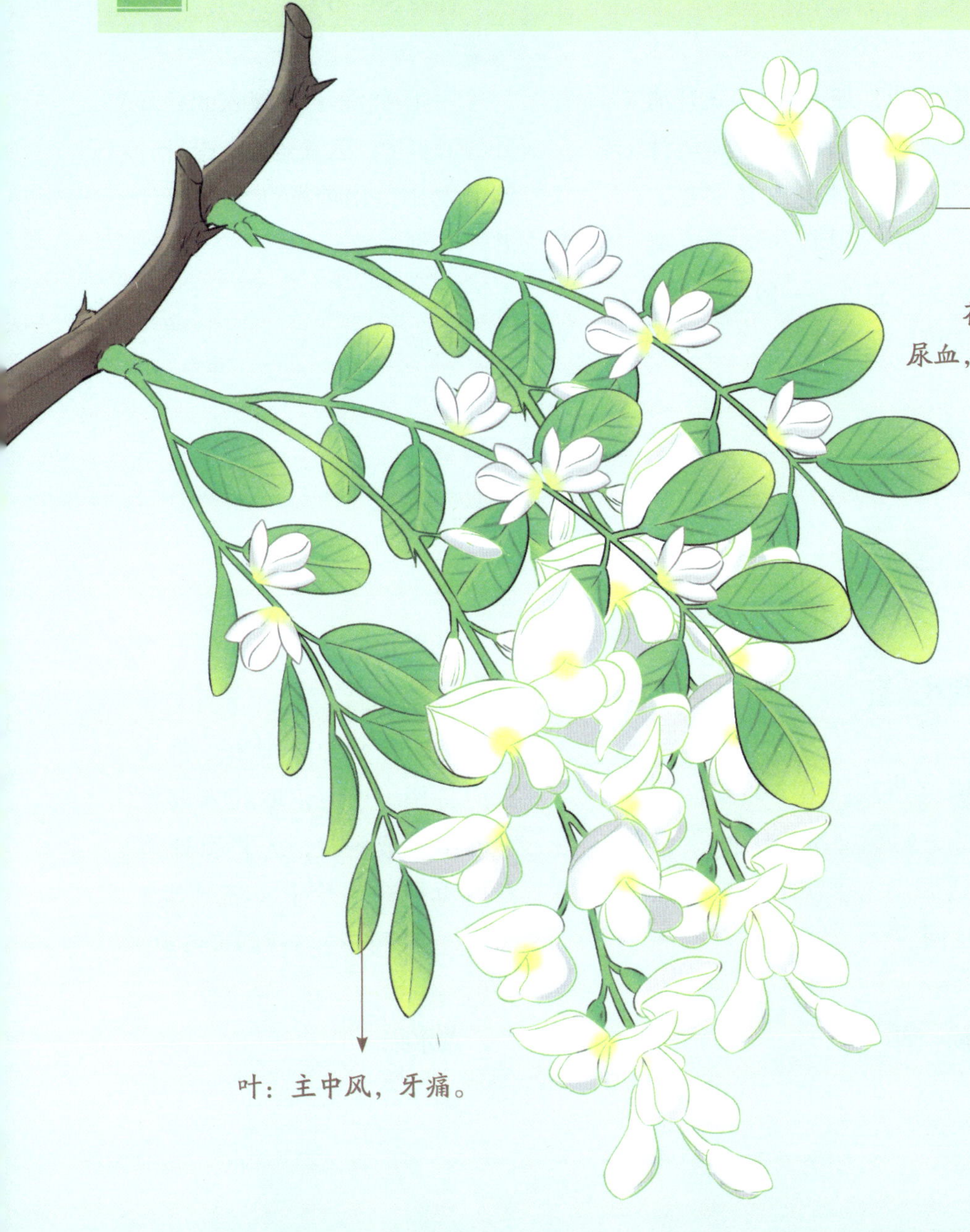

常用土单方

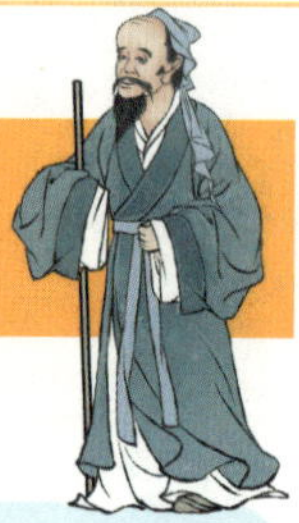

方一

处方 >>

槐花 30~60 克。

用法 >>

取上药，加入 1500 毫升清水，煎汁，用消毒药棉蘸药汁涂洗患处。药汁可反复加热，每天 2~3 次；同时，将药渣捣烂如泥敷于患处。一般用药 1~2 天后即可局部消肿。

主治 >>

暑疖。

方二

处方 >>

槐花适量。

用法 >>

取上药，炒黄，研末。每次 3 克，每天 2 次，饭后用温开水送服。也可制成蜜丸，用量用法同。

主治 >>

银屑病。

方三

处方 >>

槐花 30~50 克。

用法 >>

用清水洗净，放入 800 毫升的清水中，煎煮至 600 毫升，倒入盆中，用消毒药棉蘸药汁淋洗肛门，每天 2~3 次。

主治 >>

便秘。

方四

处方 >>

槐花 15 克。

用法 >>

将槐花研为极细末，装入瓶内备用。用时，取药末放入香油中调成糊状，先将患处消毒后再把药糊涂上，隔日换 1 次药。一般用药 2~3 次即可痊愈。

主治 >>

黄水疮。

蒲黄

化瘀止血

别名 蒲花、水蜡烛、毛蜡烛、蒲棒。

药材来源

蒲黄为香蒲科植物水烛香蒲、东方香蒲或同属植物的干燥花粉。

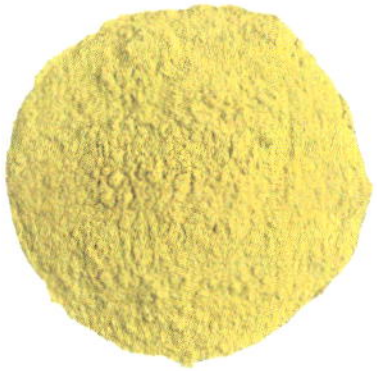
蒲黄

性味归经

性平，味甘，归心、肝经。

功效主治

止血，化瘀，利尿通淋。主治崩漏，产后恶露不绝，咯血，湿疹，重舌生疮，冠状动脉粥样硬化，耳中出血，吐血，衄血，疮疡等。

禁忌

孕妇慎用。

生境产地

香蒲多生长在富含有机质的湖泊、水田、沼泽地和浅滩等地，主要分布在安徽、山东、浙江、江苏等地。

药材加工

在夏季，香蒲开花时采摘，太阳曝晒后碾轧，取花粉。通常以纯净、光滑、色鲜黄者为上品。贮藏时宜放置于干燥通风处，并放于箱内，以防虫蛀。

现代研究

蒲黄含有柚皮素、槲皮素、异鼠李素、香蒲新苷等多种黄酮类化合物，还含有多糖、固醇及挥发油等。它能增加冠脉血流量，有降血脂、抗缺氧、抑菌、抗炎和抗渗出作用。蒲黄有很好的促凝血作用，能明显缩短凝血时间；也可增加血小板数目，缩短凝血酶原时间，蒲黄粉外用还有止血作用。此外，其对细胞免疫、体液免疫功能有抑制作用，可引起红细胞和白细胞减少，并且对子宫平滑肌有兴奋作用，能收缩子宫，所以孕妇应避免使用。

常用土单方

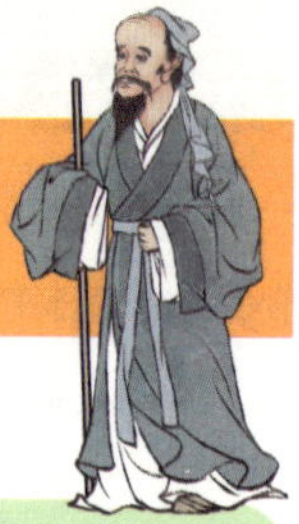

方一

处方 >>

蒲黄 15 克。

用法 >>

炒存性，用开水冲服。

主治 >>

崩漏。

方二

处方 >>

生蒲黄 60 克。

用法 >>

先将醋倒入锅内煮沸，再放入蒲黄搅拌成稠糊状，待凉后，团如弹子大（约重 9 克）。每次服 1 丸，用醋将药丸化开后喝下，早晚各服 1 次。

主治 >>

产后恶露不绝。

方三

处方 >>

蒲黄末适量。

用法 >>

取蒲黄末敷于患处。

主治 >>

重舌生疮。

方四

处方 >>

蒲黄 100 克。

用法 >>

研为细末，装瓶备用。用时每次 9 克，用冷开水送服。

主治 >>

咯血。

方五

处方 >>

生蒲黄适量。

用法 >>

筛去杂质。将生蒲黄直接撒布于患处，以不见渗液为宜，再用纱布包扎固定。注意：换药时勿将已干燥的药粉去掉或洗去。一般 6~15 天皮损可干燥。

主治 >>

湿疹。

方六

处方 >>

生蒲黄适量。

用法 >>

每天 3 次，每次 3 克，口服，连服 2 个月。

主治 >>

冠状动脉粥样硬化。

方七

处方 >>

蒲黄适量。

用法 >>

炒黑，研为末，吹入耳中。

主治 >>

耳中出血。

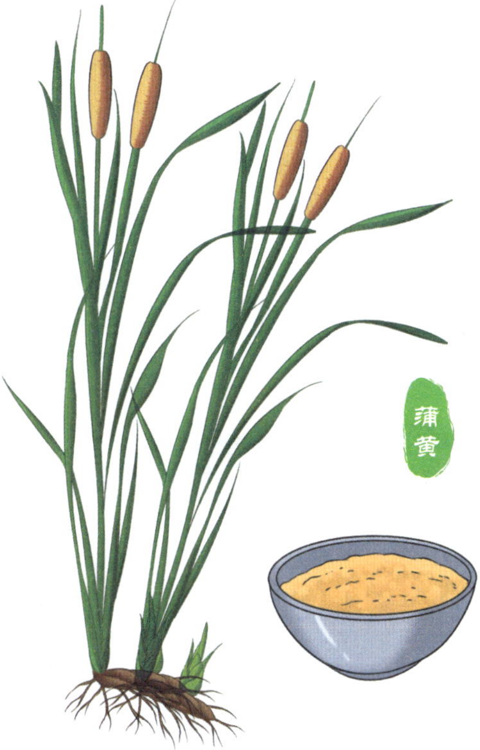

温经止血 艾叶

别名 医草、家艾。

药材来源

艾叶为菊科植物艾的干燥叶。

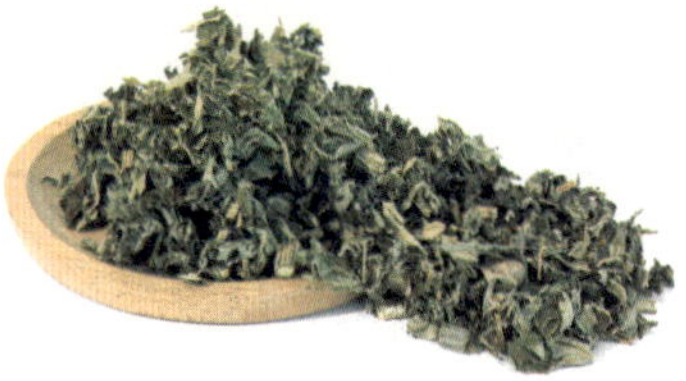

性味归经

性温，味苦、辛，有小毒，归肝、脾、肾经。

功效主治

温经止血，散寒止痛，调经安胎，祛湿止痒。主治遗精，早泄，细菌性痢疾，慢性支气管炎，小儿阴缩症，荨麻疹，虚寒性崩漏，宫寒不孕，胎动不安，虚寒带下，皮肤瘙痒等。

禁忌

阴虚血热者慎用。

生境产地

艾一般生长在比较温暖的地区，全国大部分地区均有分布。

药材加工

培育后，于当年9月、第二年6月未开花时割取地上部分，摘取叶片嫩梢，晒干后即可使用。

现代研究

艾叶含有 0.2%~0.5% 的挥发油，其中包括香叶烯、龙脑、柠檬烯、β－蒎烯、香桧烯等成分。艾叶对多种致病菌和真菌具有抑制作用。艾叶油具有明显的祛痰、平喘、镇咳作用，同时还有利胆、抗过敏性休克等作用。艾叶煎剂具有兴奋子宫的效果。若将艾叶炒至炭状，加入醋或进行焖煅，其煎剂可以缩短凝血时间。其中，当数焖煅艾叶炭的作用最为显著。

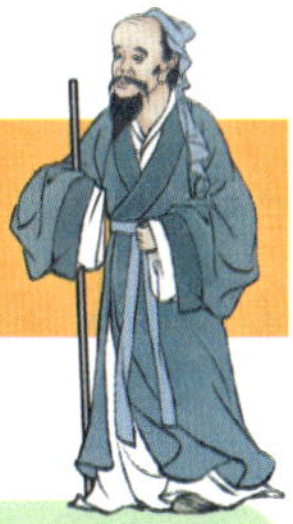

常用土单方

方一

处方 >>

艾叶 300 克。

用法 >>

洗净，晾干，装入纱布包内，然后将纱布包放入热水池浸泡半小时。患者进入药池洗浴 20 分钟，每天 1 次。

主治 >>

遗精，早泄。

方二

处方 >>

艾叶 500 克。

用法 >>

取上药，洗净切碎，放入 4000 毫升水中浸泡 4~6 小时，煎煮，过滤得 2500 毫升，加入适量防腐剂，即得 20% 艾叶煎剂。每天服 4 次，每次 100 毫升。

主治 >>

细菌性痢疾。

方三

处方 >>

艾叶 55 克（或鲜品 1000 克）。

用法 >>

洗净切碎，放入 4000 毫升水中浸泡 4~6 小时，煎煮，过滤得3000毫升。每天3次，每次30~60毫升。

主治 >>

慢性支气管炎。

方四

处方 >>

艾叶100克。

用法 >>

取白酒、水各15毫升。将艾叶放锅中炒热，再用白酒、水拌炒至艾叶湿润，以不灼手为宜，即敷。男敷会阴与阴囊及小腹近阴茎上缘（耻骨），女敷会阴与耻骨。如果是重症患者，可加针刺三阴交（强刺不留针）。一般阴缩可在15~30分钟内恢复正常。

主治 >>

小儿阴缩症。

艾叶

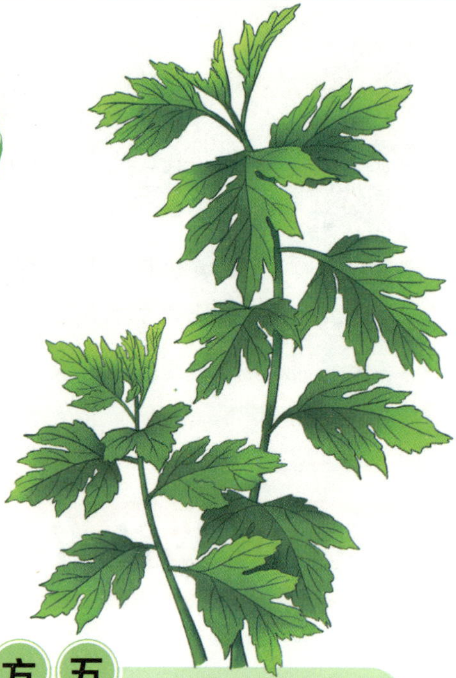

方五

处方 >>

生艾叶10克。

用法 >>

取白酒100毫升，将生艾叶与白酒共煎至50毫升左右。顿服，每天1次，连服3天。

主治 >>

荨麻疹。

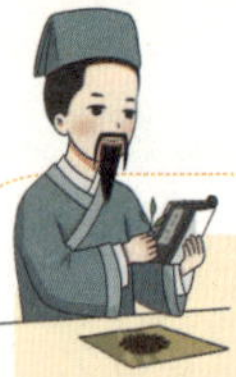

中医小讲堂

艾叶烟熏能杀菌

谚曰：“家有三年艾，郎中不用来。”这是因为艾叶烟熏时产生的烟气能抑制病菌在空气中的传播，进而减少病菌对人畜的危害。不过，患有呼吸系统疾病的人一定要远离艾叶熏，防止病情加重。

第十章

止咳化痰平喘土单方

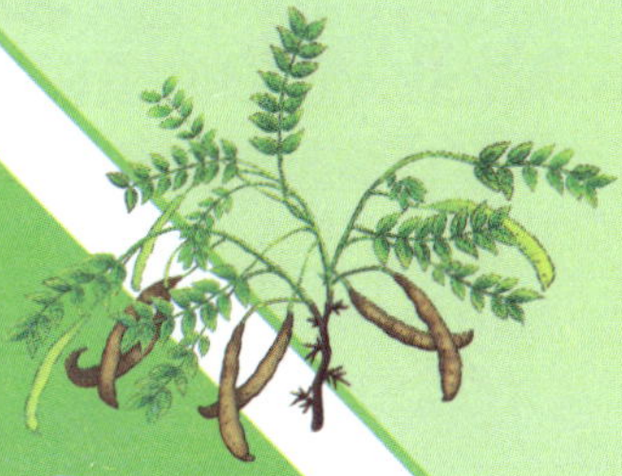

止咳化痰平喘土单方指由止咳、化痰、平喘的药物所制的药方，代表药物有天南星、半夏、皂荚、桔梗等。

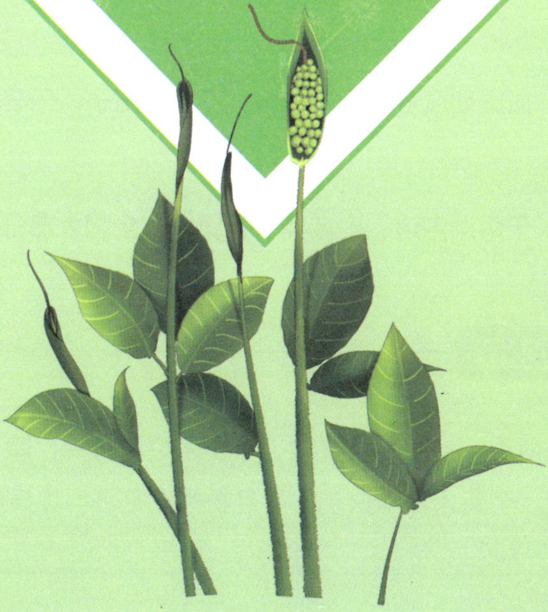

燥湿化痰

天南星

别 名 虎膏、虎掌、鬼蒟蒻。

药材来源

天南星为天南星科植物天南星、异叶天南星或东北天南星的干燥块茎。

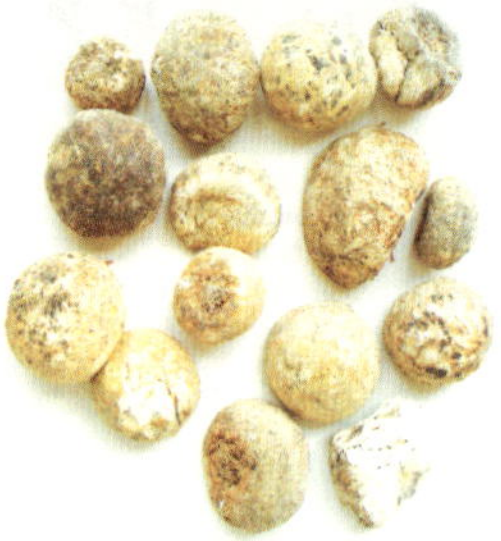

性味归经

性温，味苦、辛，归肺、肝、脾经。

功效主治

燥湿化痰，祛风止痉，散结消肿。主治发际疮，腮腺炎，皮肤化脓性感染，毒蛇咬伤，神经性皮炎，面神经麻痹。

禁 忌

阴虚燥咳者、血虚动风者、孕妇忌服，不宜与附子、干姜、生姜同服。

生境产地

天南星多生长于阴湿沟边、山坡林下石缝中，全国大部分地区均有分布。

药材加工

在秋、冬两季，当茎叶枯萎时，可以采挖该植物，除去须根及外皮，然后干燥处理。个头大，呈白色，并且粉性充足者为优质的药材。

现代研究

天南星块茎含有多种化合物，包括黏液、淀粉、二酮哌嗪类生物碱、γ-氨基丁酸、鸟氨酸、瓜氨酸、精氨酸、D-甘露醇、天门冬氨酸、谷氨酸等。二酮哌嗪类生物碱能对抗乌头碱所致的实验性心律失常。天南星还有抗惊厥、镇痛、镇静和祛痰作用，并对小鼠实验性肿瘤有明显的抑制效果。

常用土单方

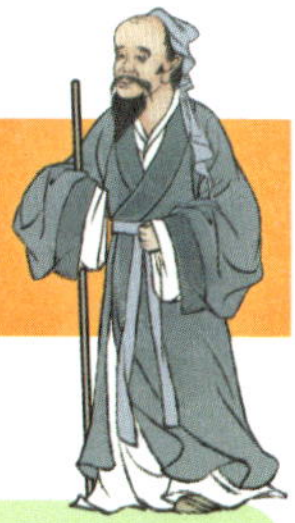

方一

处方 >>

干（鲜）天南星约 5 克。

用法 >>

取醋 10 毫升，用天南星磨醋成汁。用棉签涂搽患处及其周围，涂搽范围越大效果越佳，每天 2~3 次，直至肿胀全部消失为止。

主治 >>

毒蛇咬伤。

方二

处方 >>

天南星适量。

用法 >>

用食醋 600 毫升，煎熬成 200 毫升，加入天南星细末 300 克，制成糊状备用。使用前将病变部位清洗干净，用 75% 酒精消毒后敷上天南星醋膏，盖上大小适中的透明胶布固定，每天换药 1 次。

主治 >>

皮肤化脓性感染。

方三

处方 >>

生天南星适量。

用法 >>

食醋适量，将天南星研为细粉，然后放入食醋中浸泡 5 天。用时外搽患处，每天 3~4 次。

主治 >>

腮腺炎。

方四

处方 >>

生天南星 1 枚。

用法 >>

先取米醋适量，放入底面粗糙的瓷碗中，然后用拇指和食指紧捏住天南星，在碗底中反复旋转磨成糊状。不拘时用棉签蘸擦患处。

主治 >>

发际疮。

方五

处方 >>

天南星适量。

用法 >>

取食用油适量，将天南星研成细粉，放入食用油中搅拌至糊状。涂搽患处，每天 1~2 次。

主治 >>

神经性皮炎。

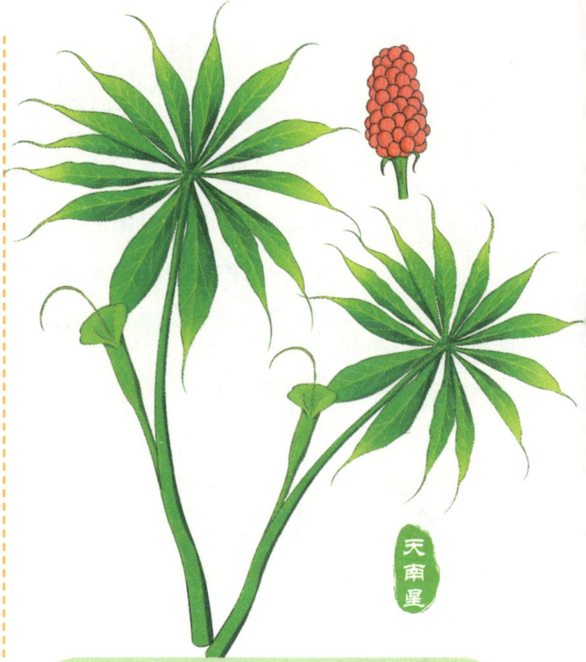

方六

处方 >>

鲜天南星适量。

用法 >>

取醋适量，用天南星与醋共磨取汁。于睡前涂搽患侧，外用纱布固定，早晨取下，每晚 1 次。

主治 >>

面神经麻痹。

燥湿化痰

半夏

别名 地文、守田、水玉、和姑。

药材来源

半夏为天南星科植物半夏的干燥块茎。

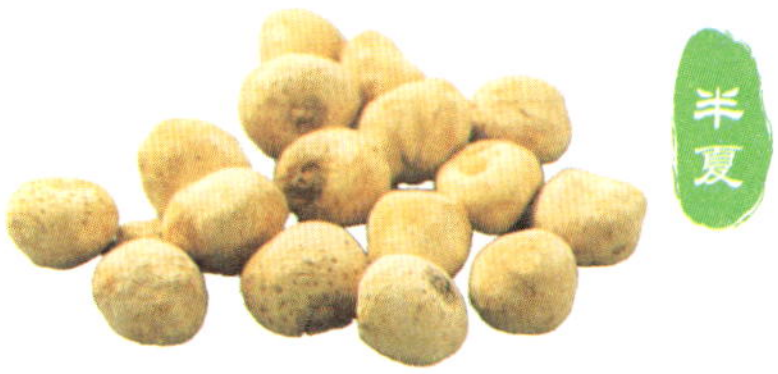

性味归经

性温，味辛，归脾、胃、肺经。

功效主治

燥湿化痰，降逆止呕，消痞散结。主治鸡眼，眉棱角痛，食管、贲门癌性梗阻，疟疾，顽癣。

禁　忌

一切血证及阴虚燥咳、津伤、口渴者忌服，孕妇慎服。

生境产地

半夏生长于山坡湿地、林边、田野、溪谷草丛中，也有栽培，全国大部分地区都有分布。

药材加工

夏、秋季节可采集，将植株洗净泥土，削除外皮和须根，晒干。优质的品种质地坚硬，呈现白色且含足量粉质。生半夏含有毒性物质，刺激人的咽喉。炮制后，半夏的毒性降低，药性变得温和，同时消除了不良反应。

现代研究

半夏含有D-葡萄糖苷、黑尿酸、β-谷固醇，以及精氨酸、β-氨基丁酸、γ-氨基丁酸、天门冬氨酸、谷氨酸等多种氨基酸和微量元素。此外，它还含有油酸、微量挥发油、胆碱等。半夏通过抑制中枢来止呕，对小鼠有明显的抗早孕作用，煎剂还可以降低兔眼压。对于咳嗽中枢，半夏具有镇静作用，能够解除支气管痉挛并减少支气管分泌，从而发挥镇咳祛痰的效果。其含有的葡萄糖醛酸的衍化物具有显著的解毒作用。

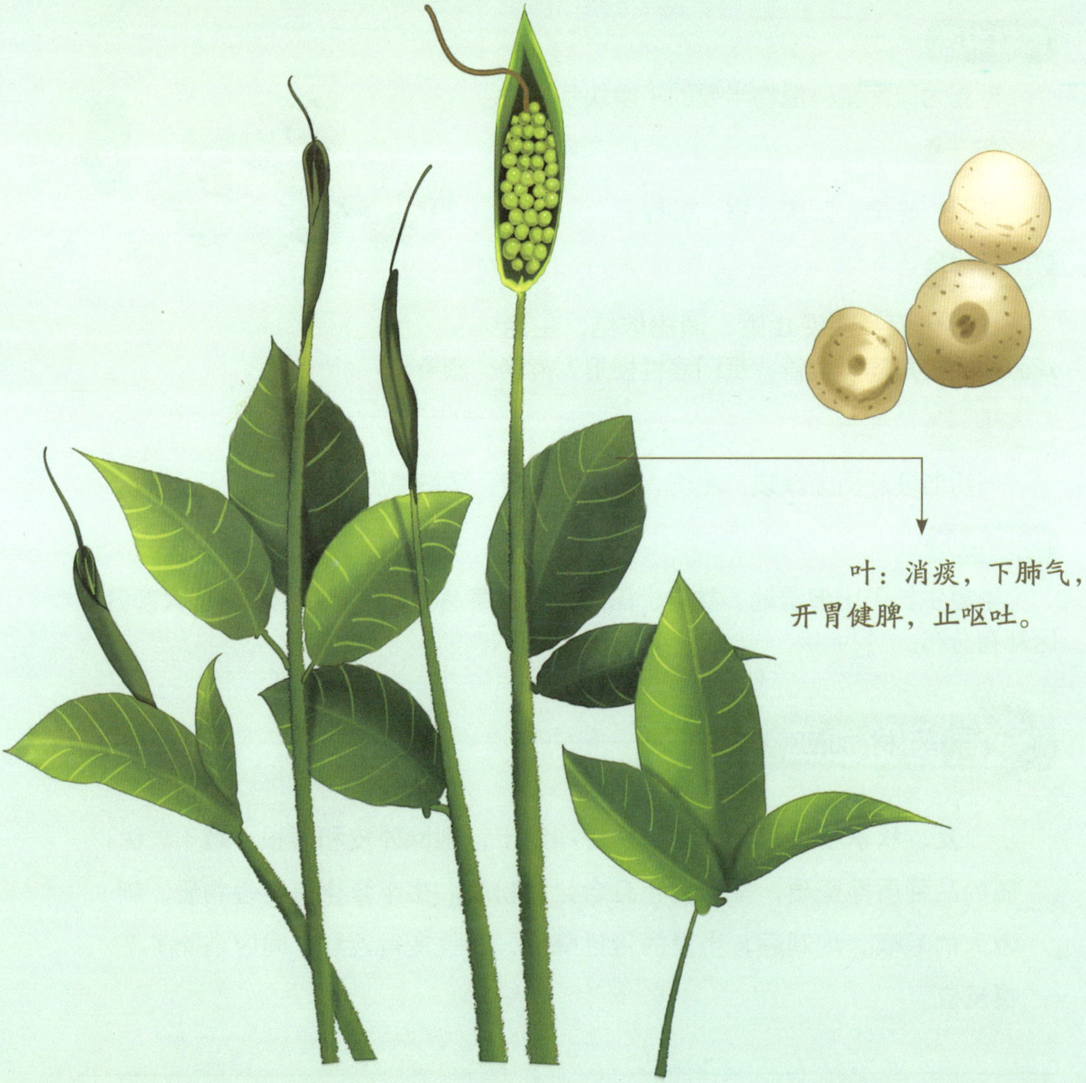

常用土单方

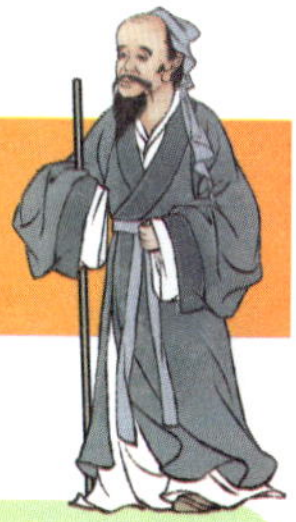

方一

处方 >>

半夏适量。

用法 >>

研末，装瓶备用。在用药前先将患处洗净，消毒后用手术刀削去鸡眼角化的组织，呈一凹面，然后放入适量的药末，外用胶布固定。1 周后鸡眼坏死脱落，生出新生肉芽组织，再过数日即可痊愈。

主治 >>

鸡眼。

方二

处方 >>

生半夏 3~6 克。

用法 >>

取上药，配鲜生姜 30~50 克。用沸水泡后频频服用，或用武火煎半小时后频频服用，每天 1 剂。

主治 >>

眉棱角痛。

方三

处方 >>

鲜半夏适量。

用法 >>

剥去外皮，捣碎成糊状再做成丸剂，每天 2 克，分 3~4 次，放于舌根部咽下，一般用药不超过 30 天。

主治 >>

食管、贲门癌性梗阻。

方四

处方 >>

生半夏 6 克。

用法 >>

取上药，捣烂，然后将药放在胶布上，于发作前 3~4 天贴于脐部。

主治 >>

疟疾。

通窍开闭

皂荚

别名 皂角、鸡栖子、乌犀、悬刀。

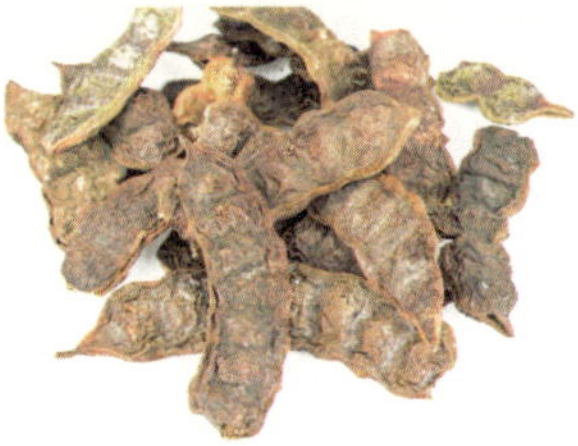

药材来源

皂荚为豆科植物皂荚的干燥成熟果实和不育果实。

性味归经

性温，味辛、咸，有小毒，归肺、大肠经。

功效主治

祛痰开窍，散结消肿。主治乳蛾，小儿急、慢性泄泻，淋巴结核，足跟痛，鼻腔异物，马咬伤，中风口噤。

禁忌

孕妇及咳血、吐血者忌服。

生境产地

皂荚多生长于路边、村庄附近，多为栽培，全国大部分地区均有分布。

药材加工

在秋季果实成熟时采摘，然后进行晒干处理。皂荚可以生用或炒用。需要清除杂质，然后将未切片者略加浸泡，润透后切成厚片并干燥。

现代研究

皂荚含有多种有效成分，包括蜡醇、豆固醇、皂荚苷等。其中的皂荚苷可以刺激胃黏膜，通过反射性作用促进呼吸道黏膜分泌物增多，从而产生祛痰效果；此外，还对变形菌、伤寒杆菌、副伤寒杆菌、大肠杆菌、宋氏痢疾杆菌、霍乱弧菌、绿脓杆菌等革兰氏阴性肠内致病菌有抑制作用。

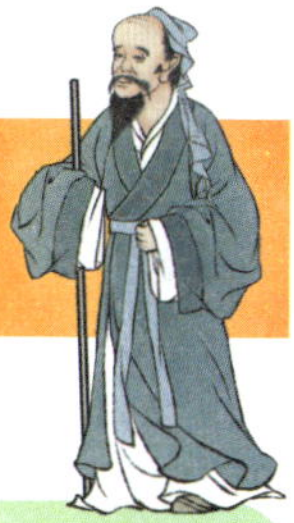

常用土单方

方一

处方 >>

皂荚10个。

用法 >>

将上药研末，用米醋调和。涂于颈与下颌部，干即换涂，可消炎止痛。

主治 >>

乳蛾。

方二

处方 >>

皂荚适量。

用法 >>

去除杂质，清洗干净，切段，然后放入铁锅内，先武火后文火煅存性，煅后放在干净地上除其火毒，防止炭化，碾细并研为末，过80目筛，装瓶备用。一般1~2岁者每天1克，3岁及3岁以上者每天2克，用糖拌匀吞服。

主治 >>

小儿急、慢性泄泻。

方三

处方 >>

皂荚粉少许。

用法 >>

取药涂入鼻腔，待打喷嚏时，用手指堵住无异物之鼻孔，

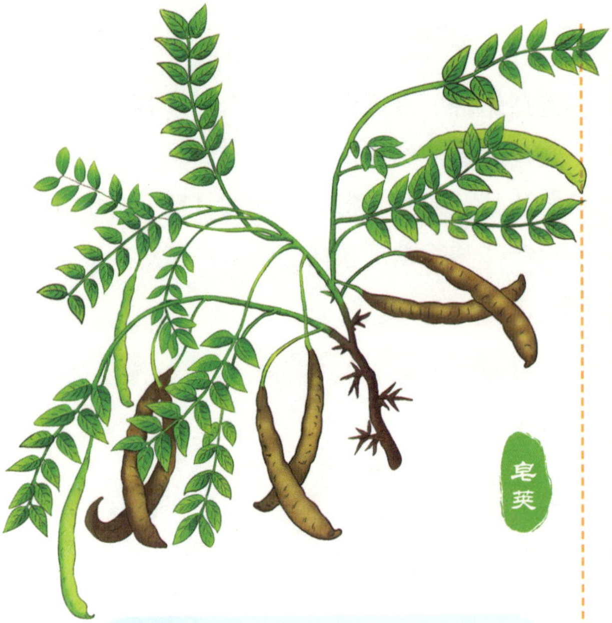

以增加压力即可。

主治 >>

鼻腔异物。

方四

处方 >>

皂荚籽 100 个。

用法 >>

取上药，加红糖 6 克、陈醋 500 克，放入砂锅内浸泡 7 天后，将砂锅上火熬干，皂荚籽微黄时研为细粉，分为 20 包。每天 1 次，每次 1 包，煎汤冲服。

主治 >>

淋巴结结核。

方五

处方 >>

皂荚适量。

用法 >>

研末，装瓶备用。每天 1 次，每次 3 克，用开水送服。

主治 >>

足跟痛。

方六

处方 >>

皂荚适量。

用法 >>

烧灰研末，用茶油调涂伤口及周围。

主治 >>

马咬伤。

方七

处方 >>

皂荚 250 克。

用法 >>

取上药，去皮，研末，加陈年老醋调匀，左侧发病涂右侧，右侧发病涂左侧，药干再涂。

主治 >>

中风口噤。

敛肺定喘

白果

别 名 白果仁、银杏子、公孙树子、鸭脚子。

药材来源

白果为银杏科落叶乔木银杏的成熟种子。

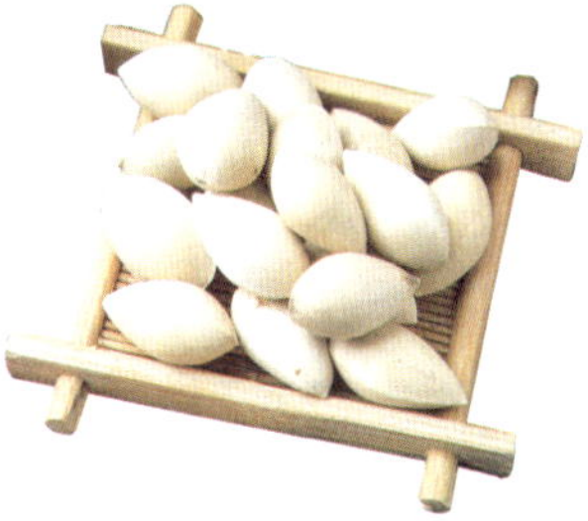

白果

性味归经

性平，味苦、甘、涩，有小毒，归肺经。

功效主治

敛肺定喘，收涩止带缩尿。主治肺结核，神经性头痛，癫痫，婴幼儿秋季腹泻（病毒性腹泻）等。

禁 忌

有实邪者忌服。

生境产地

银杏适应性较强，在多种土壤中都能生长，尤以湿润肥沃、排水良好的土壤生长最好，全国大部分地区都有栽培。

药材加工

一般在秋季成熟时采收，收集后除去肉质外种皮，稍蒸或略煮后，将其烘干。种皮白色、种仁饱满、里面为白色者质量最佳。

现代研究

白果的种皮中含有氢化白果酸、氢化白果亚酸、白果酸、白果酚等成分，除此之外，还含有脂肪、铁、磷、钙、胡萝卜素、锰、维生素 B_2 等物质。白果能抑制链球菌、葡萄球菌、炭疽杆菌、枯草杆菌、白喉杆菌，具有抗衰老的作用。

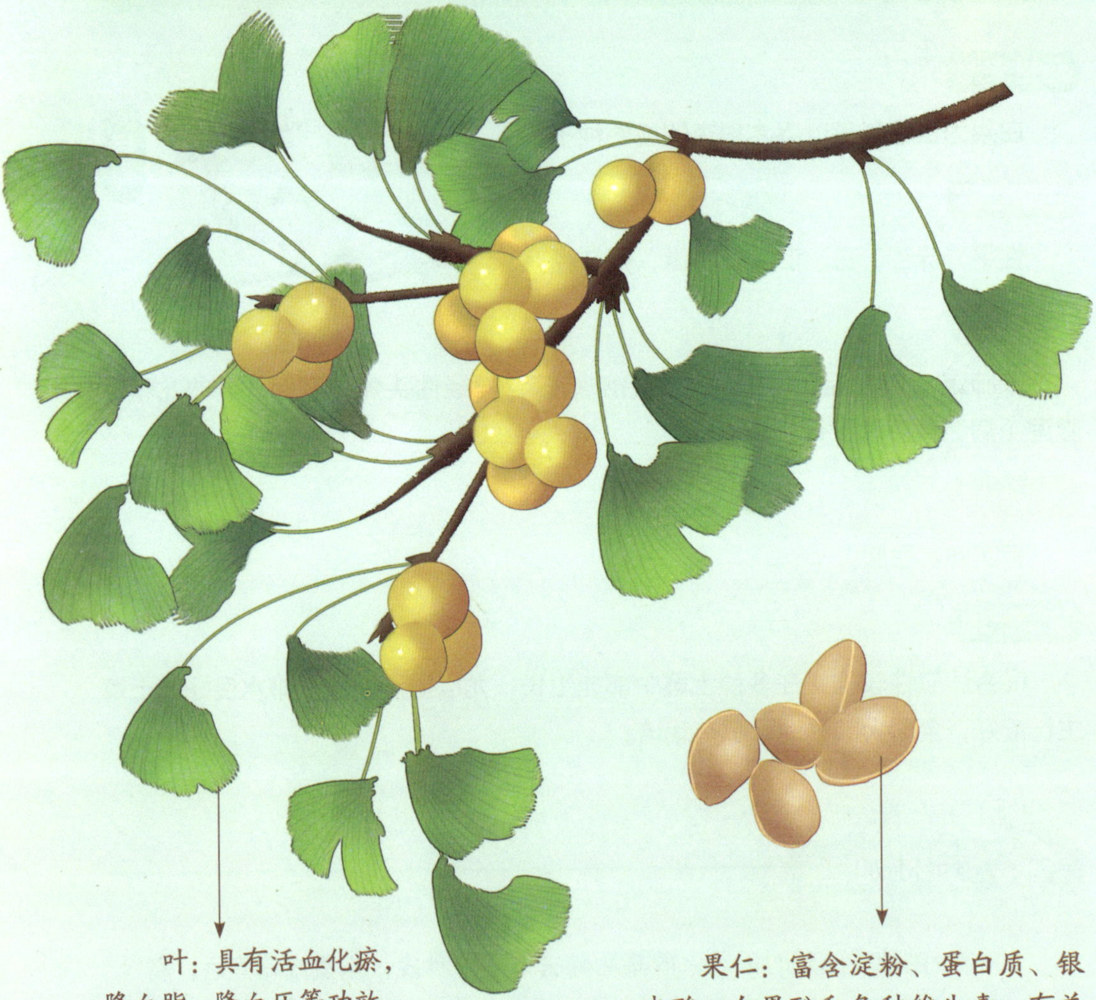

叶：具有活血化瘀，降血脂，降血压等功效。可用于治疗各种心脑血管疾病。

果仁：富含淀粉、蛋白质、银杏酸、白果酚和各种维生素。有益肺气，治咳喘，护血管，美容养颜等功效。

常用土单方

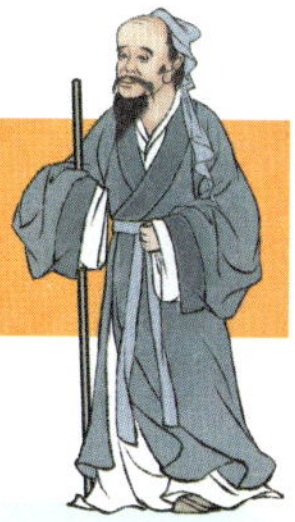

方一

处方 >>

银杏适量。

用法 >>

取上药，浸没在菜籽油中，密封置暗处保存，浸泡时间不少于80天，2~3年更佳。每天早饭前及睡前各服1枚（初服半枚）。

主治 >>

肺结核。

方二

处方 >>

生银杏60克。

用法 >>

取上药，捣裂，加入500毫升清水，文火煎至300毫升。分早晚两次服。上药可连煎3次，服3天。

主治 >>

神经性头痛。

方三

处方 >>

白果适量。

用法 >>

取上药，烧炭存性，研为细末。每次3克，每天3次，用酒吞服，于发病后连续服完。

主治 >>

癫痫。

方四

处方 >>

银杏叶干品100克。

用法 >>

取上药，加入2000毫升清水，煎煮20分钟。待水温降至35℃以下时，浸泡搓洗患儿双足20分钟，每天2次，一般1~3天治愈。

主治 >>

婴幼儿秋季腹泻（病毒性腹泻）。

清肺止咳

枇杷叶

别名 巴叶、卢橘叶。

药材来源

枇杷叶为蔷薇科植物枇杷的干燥叶。

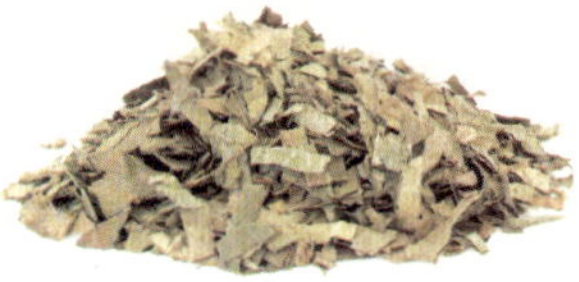
枇杷叶

性味归经

性平、微寒，味苦，归肺、胃经。

功效主治

清肺止咳，降逆止呕。主治蛲虫病，咳嗽，肩周痛，梅核气，断乳乳房胀痛，痱疹，肺热咳嗽，气逆喘急，胃热呕逆，烦热口渴。

禁　忌

鲜叶煎服，未经滤毛，可致严重喉头水肿。

生境产地

枇杷树多生长在阳光充足、土壤肥沃、排水良好的环境中，分布于广东、广西、江苏等地。

药材加工

在栽种枇杷的地方，全年均可采收枇杷叶，采摘后将其晒至七八成干，然后扎成小把，再晒干。叶大、色灰绿、不破碎的枇杷叶是最好的。

现代研究

枇杷叶中含有挥发油、熊果酸、齐墩果酸、皂苷、苦杏仁苷、鞣质、B 族维生素、维生素 C、山梨糖醇等。枇杷叶煎煮后可抑制金黄色葡萄球菌。

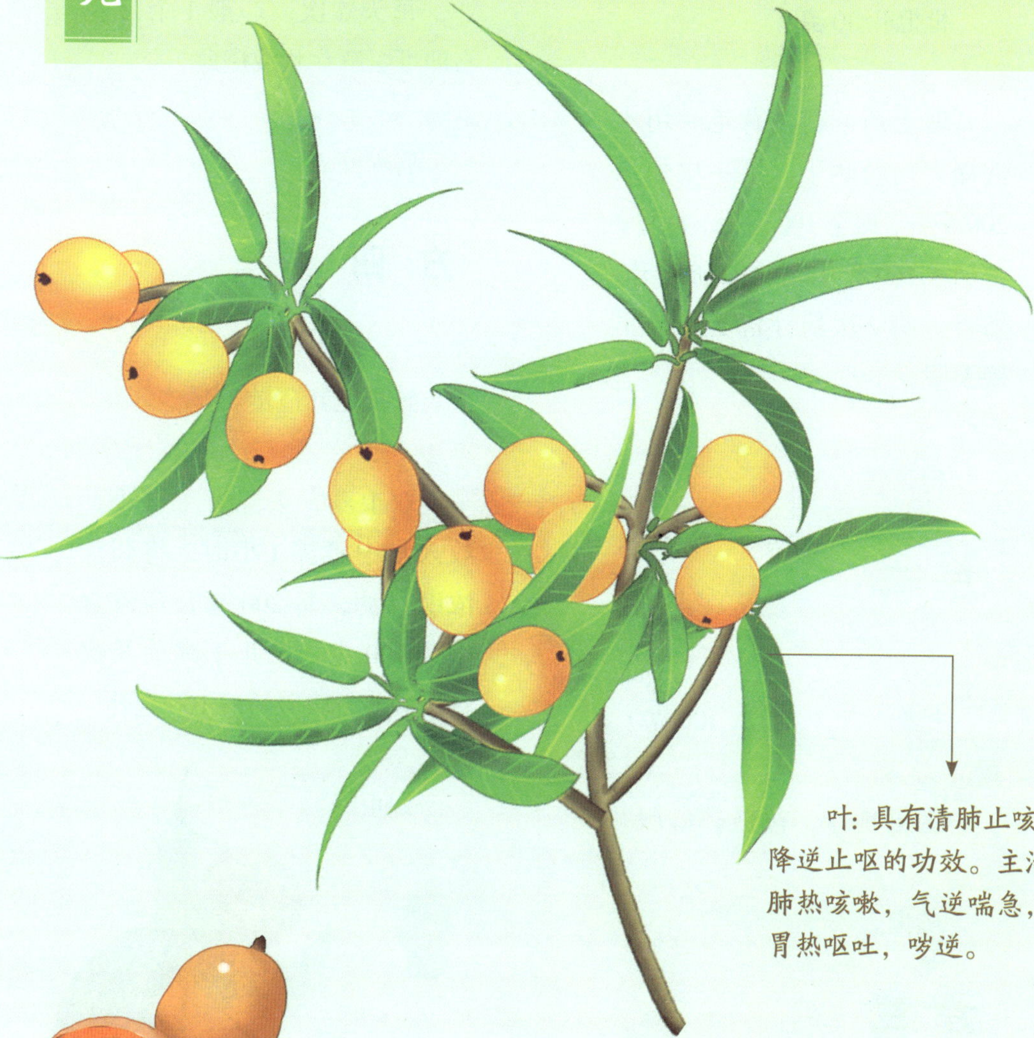

叶：具有清肺止咳，降逆止呕的功效。主治肺热咳嗽，气逆喘急，胃热呕吐，哕逆。

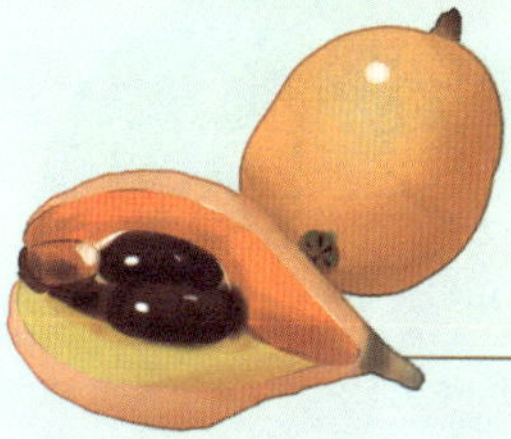

果实：具有润肺，止渴，下气的功效。主治肺痿咳嗽吐血，衄血，燥渴，呕逆。

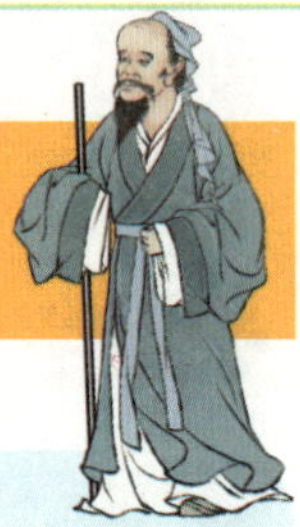

常用土单方

方一

处方 >>

枇杷叶 30 克。

用法 >>

取上药，刷去茸毛，用水洗净，切丝晒干，第一次加水 200 毫升，煎至 100 毫升，滤汁；再加水 160 毫升，煎至 100 毫升，滤汁。将 2 次药汁混合，分早晚温服。

主治 >>

梅核气。

方二

处方 >>

枇杷叶 7~8 片（或 100 克）。

用法 >>

去毛洗净，包煎。口服。

主治 >>

咳嗽。

方三

处方 >>

鲜枇杷叶适量。

用法 >>

鲜枇杷叶烤热后外敷于患处，每天 2 次，一般 1 个月左右即可缓解症状或痊愈。

主治 >>

肩周痛。

方四

处方 >>

鲜枇杷叶适量。

用法 >>

取上药，去除背毛洗净，放入水中煮沸 1 小时，将药汁浓缩过滤，每 200 毫升药液含生药 100 克。患儿于睡前及次日早晨各空腹服药液 100 毫升。

主治 >>

蛲虫病。

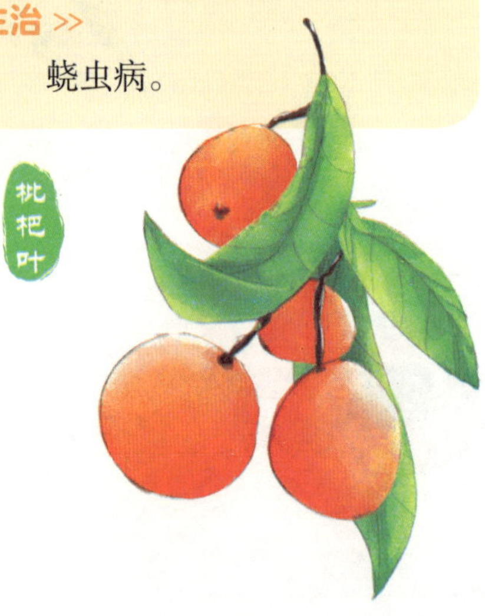

第十一章

活血祛瘀土单方

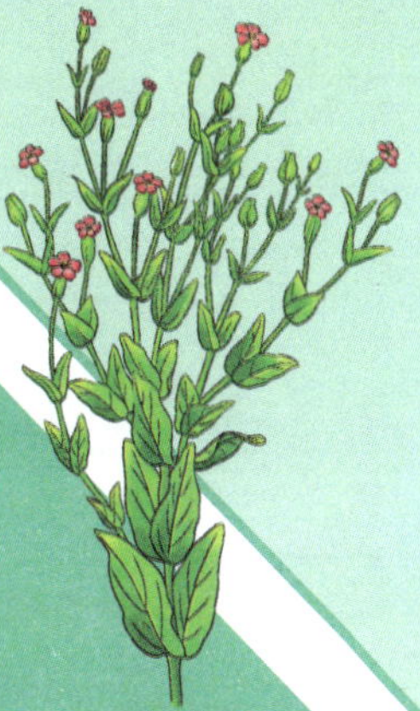

活血祛瘀药指能促进血行、消散淤血的药物，又称破血药和逐瘀药，主治瘀血阻滞引起的风湿痹痛、胸胁疼痛等症，代表药物有桃仁、丹参、益母草等。

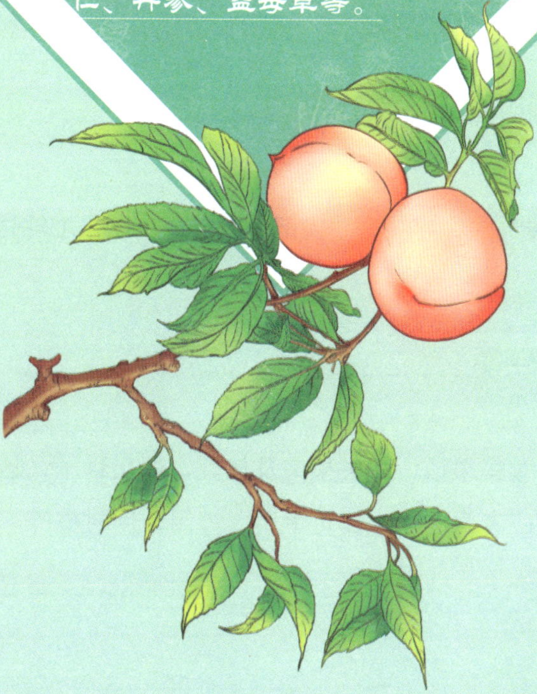

活血祛瘀

桃仁

别　名　毛桃仁、扁桃仁、大桃仁。

药材来源

桃仁为蔷薇科植物桃或山桃的干燥成熟种子。

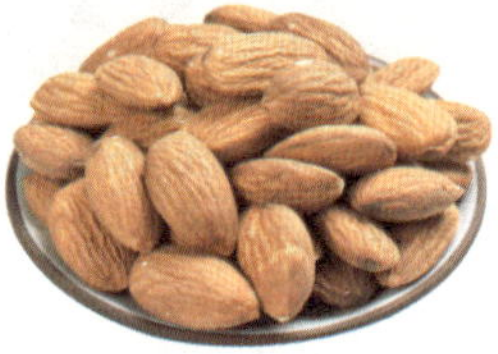

桃仁

性味归经

性平，味苦、甘，归心、肝、大肠、肺经。

功效主治

活血祛瘀，润肠通便，止咳平喘。主治儿童身体表面无名肿毒、火毒蕴结所致口疮、唇风。

禁　忌

孕妇及便溏者慎用。

生境产地

桃喜阳光和温暖气候，怕涝，幼树抗寒力弱。全国各地均有栽培。

药材加工

果实成熟后收集果核，除去果肉及核壳，取出种子，晒干。以颗粒饱满、整齐、不破碎者为佳。桃仁可生用、炒用，用时捣碎。

现代研究

桃仁含有多种有效成分，包括挥发油、苦杏仁酶和苦杏仁苷等。这些成分可以降低血管阻力、抗凝血、改善血液流动性、改善肝脏表面局部微循环、增加脑部血流量。桃仁还有一定的镇咳祛痰作用，以及抗过敏、抗炎、抗菌和镇痛等药理作用。此外，桃仁所含的脂肪油具有润滑肠道的作用，可以治疗便秘。

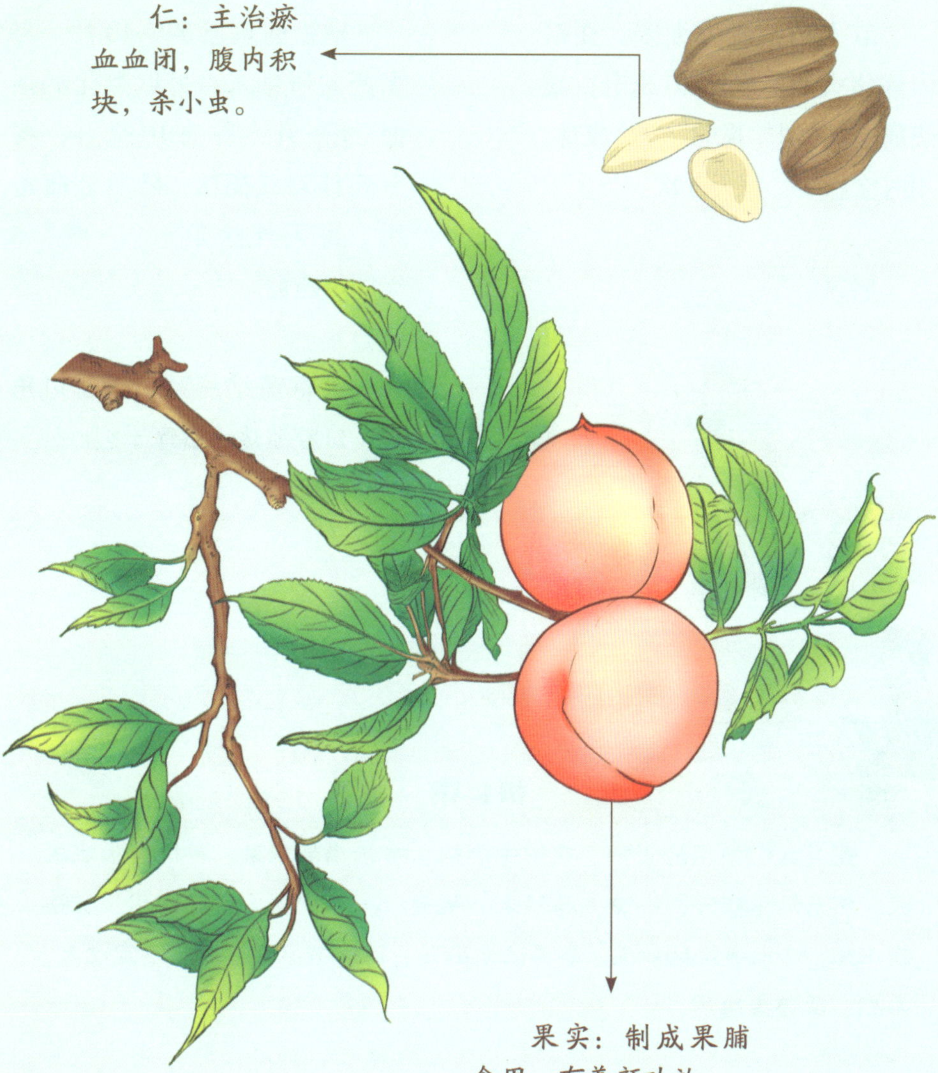
仁：主治瘀血血闭，腹内积块，杀小虫。
果实：制成果脯食用，有养颜功效。

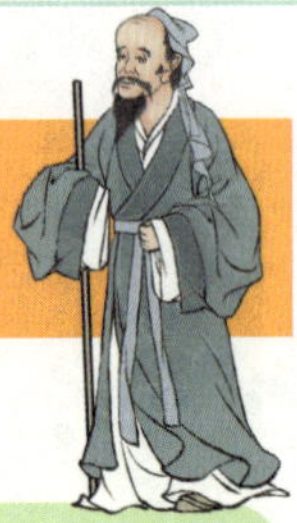

常用土单方

方一

处方>>

桃仁20克。

用法>>

取上药，研为细末。在锅内炼猪大油，取汁20毫升，趁热放入桃仁末，搅匀，放冷成膏。用时涂患处，每天3次。

主治>>

唇风。

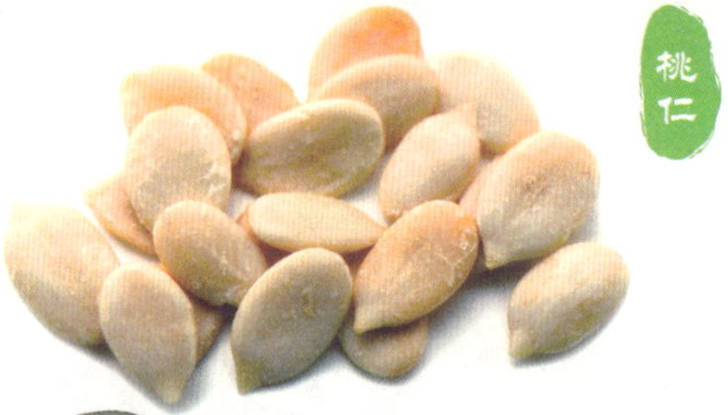

方二

处方>>

去皮尖桃仁40~50枚。

用法>>

取盐酸黄连素7~10片，与上药共研细末，另取熬化的猪油20毫升，香油10毫升，将上药拌匀成糊状，随后装瓶备用，每天外涂2次，一般3~5天即可痊愈。

主治>>

火毒蕴结所致口疮、口角炎、口腔溃疡、唇痒干裂。

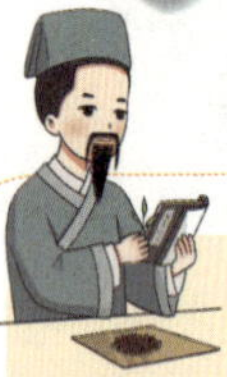

中医小讲堂

桃仁粥

粥是我们常用的食物，在粥中加桃仁有治病的效果。将桃仁捣烂成泥，然后加水研汁、去渣，与粳米一起煮，一天2次，空腹食用，有祛瘀止痛、活血通经的效果。需要注意的是，桃仁有小毒，用量不宜过大，孕妇、便溏者慎用。

活血行气

川芎

别名 抚芎、西芎、芎䓖等。

药材来源

川芎为伞形科植物川芎的干燥根状茎。

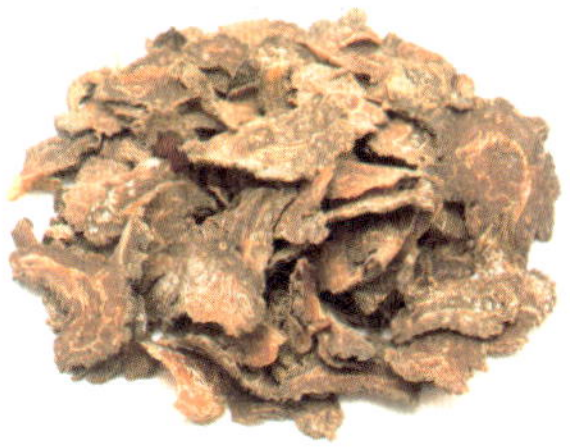

性味归经

性温，味辛，归肝、胆、心包经。

功效主治

活血行气，祛风止痛。用于治疗气虚头痛，骨质增生等无菌性炎症，跟骨骨刺，痹证，功能性子宫出血，月经不调等。

禁忌

气血亏虚者、阴虚火旺者忌服。

生境产地

川芎生长于排水良好、肥沃、中性或微酸性的沙质土壤中，分布于四川、云南、湖南、湖北、贵州、甘肃、陕西等地。

药材加工

栽后的第二年5月下旬至6月上旬进行采挖，抖掉泥土，去掉茎叶，除去须根并烘干。可以生用或用酒炒制后使用，酒炒后可增强其活血效果。

现代研究

川芎含有生物碱（胆碱、川芎嗪等）、有机酸、挥发油、酚性物质等成分。它能够增加冠脉血流量、降低心肌耗氧量、抗心肌缺血、扩张冠状动脉等；并且能够改善脑循环，对脑缺血有保护作用，对中枢神经系统有镇静作用。另外，川芎还具有抗维生素不足，抗射线损伤和降血压的作用；以及抑制血小板聚集，改善红细胞的变形性，抗血栓形成，降低全血黏度等。

常用土单方

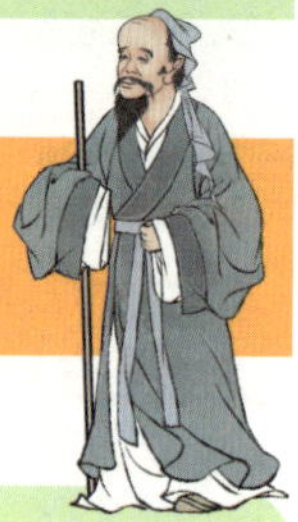

方一

处方 >>

川芎15克。

用法 >>

取鸡蛋2个，将川芎放入水中煎煮取汁，然后用药汁煮鸡蛋。顿服，每天1次。5~7天为1个疗程。

主治 >>

偏头痛。

方二

处方 >>

川芎适量。

用法 >>

取上药，研为细末，备用。用时取药末6~9克，加山西老陈醋调成糊状，然后用少许药与凡士林调匀。随即将配好的药膏抹在骨质增生处，盖一层塑料纸，再贴上纱布，并用宽胶布封固，次日换药1次，10天为1个疗程。

主治 >>

骨质增生症。

方三

处方 >>

川芎适量。

用法 >>

焙干研为细粉，过80~100目筛。取棉布1块做成如患部大小的药袋，热敷于患处，每天 3 次。

主治 >>

骨质增生等无菌性炎症。

方四

处方 >>

川芎 45 克。

用法 >>

取上药，研末，分装在用薄布缝成的布袋内，每袋装药约 15 克。将药袋放在鞋内直接与痛处接触，每次用药 1 袋，每天换药 1 次，3 个药袋交替使用，换下的药袋晒干后仍可再使用。

主治 >>

跟骨骨刺。

方五

处方 >>

川芎 500 克。

用法 >>

将川芎研为细末，装瓶备用。用时取药末少许，用适量醋或温水搅拌至糊状，将药糊摊于纱布上敷在患处，用胶布固定，每 2 天换药 1 次。

主治 >>

痹证。

方六

处方 >>

川芎适量。

用法 >>

取白酒 30 毫升、水 250 毫升，每天取川芎 24~28 克，加白酒、水，浸泡 1 小时后，加盖用文火炖煎。分 2 次服用，不会饮酒或不宜饮酒者可单加水炖服。一般 2~3 天后即可见效。

主治 >>

功能性子宫出血。

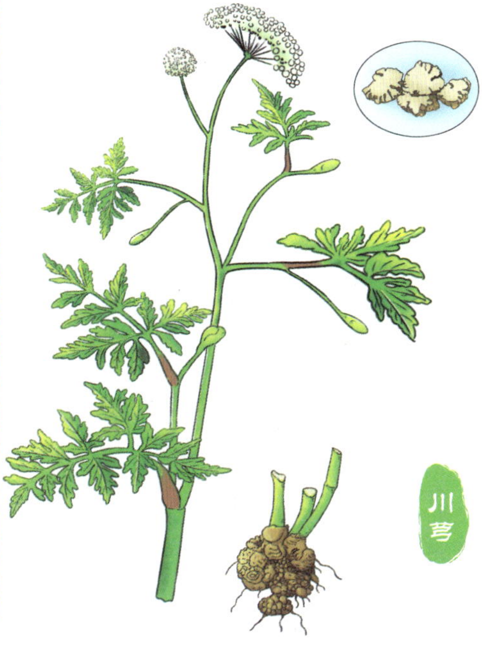

川芎

活血祛瘀

丹参

别　名　紫丹参、赤丹参、血丹参。

药材来源

丹参为唇形科植物丹参的干燥根及根状茎。

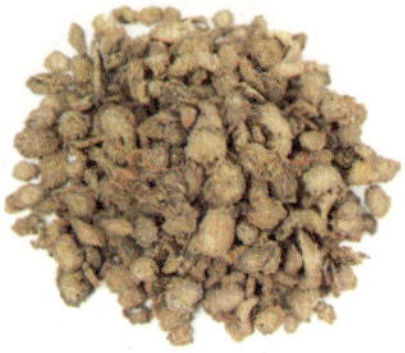

丹参

性味归经

性微寒，味苦，归心、肝经。

功效主治

活血祛瘀，通经止痛，清心除烦，凉血消痈。主治妊娠呕吐，神经衰弱，经血不调，血滞经闭，产后瘀滞腹痛，心腹疼痛，癥瘕积聚以及肢体疼痛等病证。

禁　忌

本品不宜与藜芦同用。

生境产地

丹参分布于全国大部分地区，主要产于安徽、江苏、四川、山东等地。

药材加工

丹参应在秋季进行采挖，挖出后除去茎叶，清洗掉泥土，切成片状并晒干。优质的丹参以内部呈紫黑色、表面有类似菊花形状的白点、条粗为特征。丹参有酒炒用和生用两种方式，酒炒可以增强其活血化瘀的效果。

现代研究

丹参含有多种活性成分，如隐丹参酮、丹参醌和丹参酮等。丹参具有多种药理作用，包括增加心脏冠脉血流量、降低血脂、减慢心律、降低血压、抗炎、抗自由基以及抗凝血等。此外，丹参注射液具有镇痛和中枢抑制作用，同时还能促进组织愈合。而丹参煎剂可以保护肝脏免受损伤。

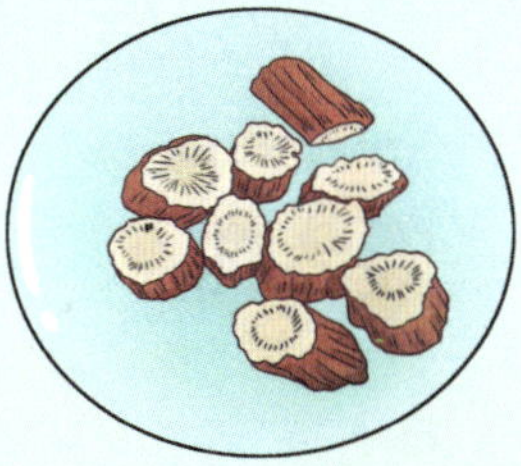

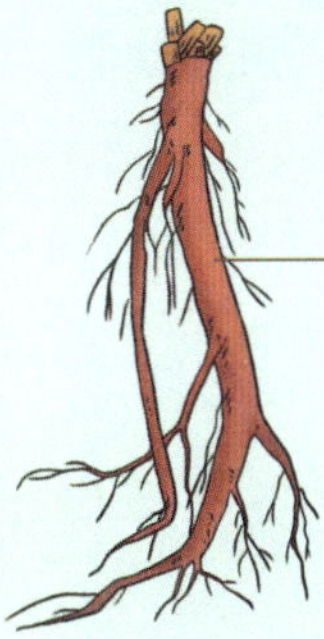

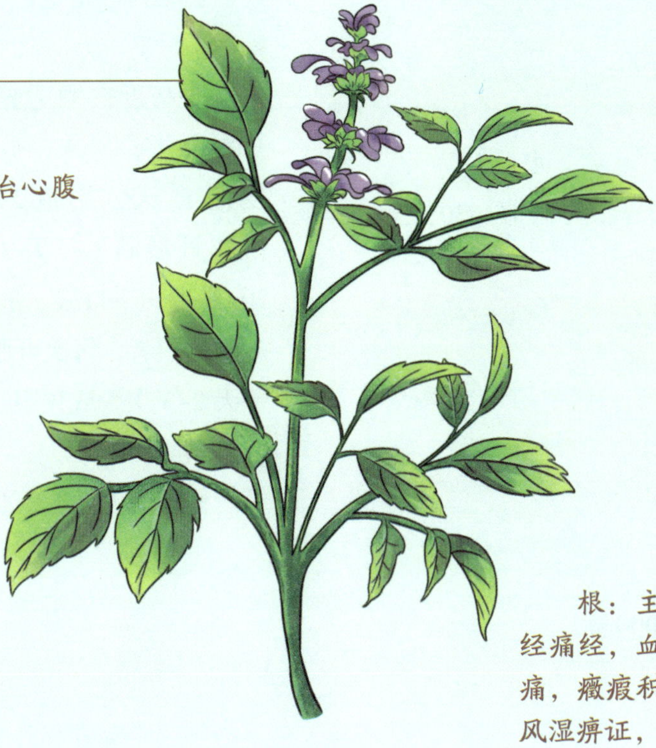

叶：主治心腹疼痛，肠鸣。

根：主治月经不调，闭经痛经，血瘀心痛，脘腹疼痛，癥瘕积聚，跌打损伤，风湿痹证，心悸失眠等。

常用土单方

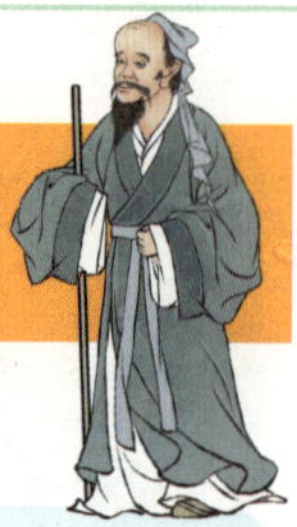

方一

处方 >>

丹参 30 克。

用法 >>

将上药水煎，频频饮服。

主治 >>

妊娠呕吐。

方二

处方 >>

丹参 1000 克。

用法 >>

取上药 30 克，水煎。每天 1 剂，早晚分 2 次口服，30 天为 1 个疗程。

主治 >>

神经衰弱。

方三

处方 >>

丹参 1000 克。

用法 >>

取上药 30 克，水煎。每天 1 剂，早晚分 2 次口服，30 天为 1 个疗程。

主治 >>

神经衰弱。

方四

处方 >>

白花丹参适量。

用法 >>

取高度白酒适量。将白花丹参晒干，研末，放入白酒中浸泡 15 天，制成 5%~ 10% 的白花丹参酒。每天 3 次，每次 20~30 毫升，口服。如病情严重、疼痛剧烈者，每次可服 50 毫升，每天 2~3 次，或顿服。

主治 >>

血栓闭塞性脉管炎。

活血通经

王不留行

别 名 奶米、王不留、老头蓝子。

药材来源

王不留行为石竹科植物麦蓝菜的干燥成熟种子。

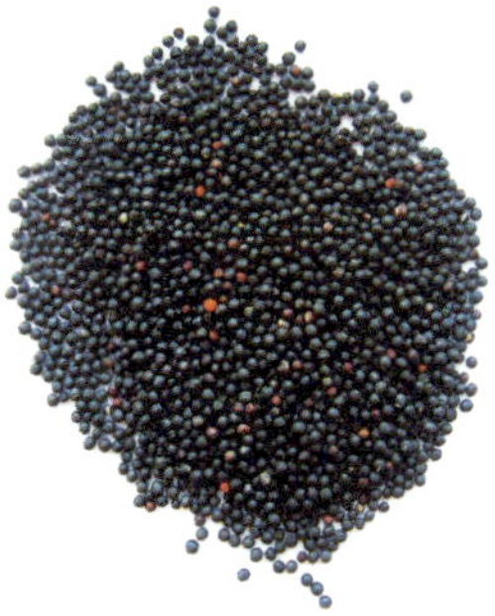

王不留行

性味归经

性平，味苦，归肝、胃经。

功效主治

活血通经，下乳消痈，利尿通淋。主治胆囊炎，胆结石，带状疱疹，妊娠呕吐，产后缺乳，血小板减少性紫癜，血瘀经闭，痛经，难产，产后乳汁不下，乳痈肿痛，热淋，血淋，石淋。

禁 忌

孕妇、血虚无瘀滞者均忌服。

生境产地

王不留行主要生长在田边、丘陵等地。除华南地区之外，全国各地区都有分布。

药材加工

夏季时，在王不留行的果实刚成熟，果皮还未开裂的时候可以采割整个植株，然后将其晒干，将种子打下来，除去杂质，晒干后生用或炒用。

现代研究

王不留行中含有王不留行皂苷，黄酮苷，异肥皂草苷，植物酸钙镁，磷脂，豆固醇等。王不留行的水提液和乙醚萃取液具有抗肿瘤的功效。

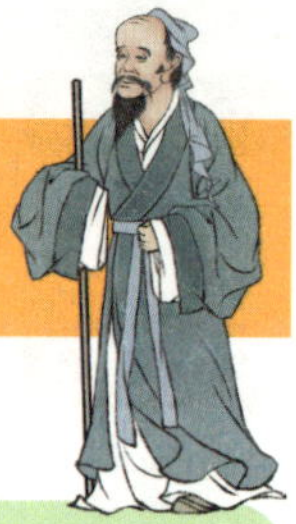

常用土单方

方一

处方 >>

王不留行籽适量。

用法 >>

放在胶布上贴于相应的消化系统的耳穴上，每天三餐后和睡前各按压耳穴 1 次，每次 15 分钟，以耳穴有胀痛感、耳部有灼热感为宜。隔天 1 次，10 次为 1 个疗程。

主治 >>

胆囊炎，胆结石。

方二

处方 >>

王不留行 30 克。

用法 >>

取鸡蛋 1~2 个。先用文火将王不留行焙黄（或爆花），以不焦为宜，取出研末。鸡蛋取出蛋清，放入药末调至成糊状，涂搽患处，每天 3 次，7 天为 1 个疗程。

主治 >>

带状疱疹。

方三

处方 >>

王不留行籽适量。

用法 >>

用胶布固定于相应的耳穴

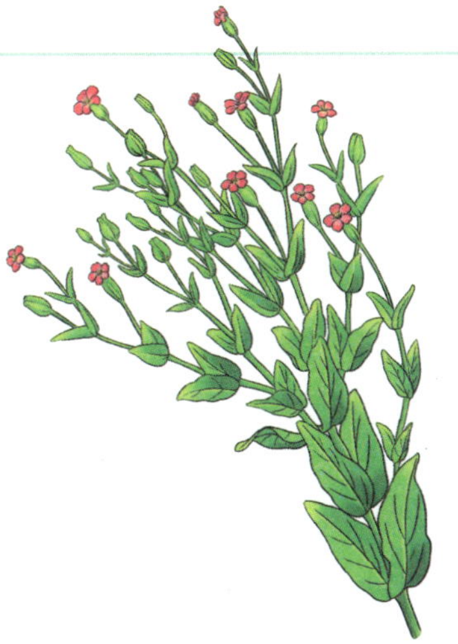

上，每穴1粒，稍微用力按压，以局部有胀痛感为宜。每天按压3~4次，每次30秒。可随时进行按压。

主治 >>

妊娠呕吐。

方四

处方 >>

王不留行4.5~9.0克。

用法 >>

煎汤内服。

主治 >>

产后缺乳。

方五

处方 >>

王不留行籽若干。

用法 >>

先按摩耳部1分钟，以局部充血为宜，然后在有灼热感时将王不留行籽放在胶布上并贴于耳穴。每天按压3~5次，每次1分钟，隔日1次，两耳交替，15天为1个疗程。

主治 >>

血小板减少性紫癜。

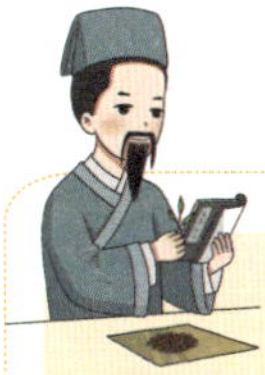

中医小讲堂

王不留行与骨碎补配伍

骨碎补入肝、肾二经，具有健筋骨、温肾阳、益虚损的效果，对于有腰膝酸软、耳聋耳鸣症状的肾虚患者有一定效果；王不留行入厥阴肝经，主通行，能疏散肝气郁结，进而疏通耳部经络。骨碎补与王不留行两者一补一通，起着治疗耳聋耳鸣的效果。

活血调经

益母草

别名 苦低草、野天麻、九重楼。

药材来源

益母草为唇形科植物益母草的新鲜或干燥地上部分。

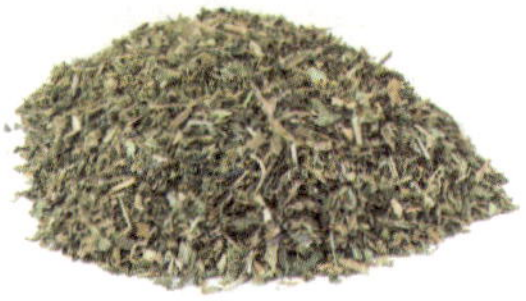

性味归经

性微寒，味辛、苦，归肝、心、膀胱经。

功效主治

活血调经，利尿消肿，清热解毒。主治月经不调，产后子宫出血，子宫复旧不全，月经过多，急性肾炎，产后尿潴留，闭经，免疫力低下，痤疮。

禁忌

孕妇忌服。

生境产地

益母草多为栽培，生长于田埂、溪边或山野、荒地，我国各地均有分布。

药材加工

在5—6月，植物开花时进行采收，采全草并晒干。优质药材要求质嫩、色绿、茎细且无杂质，晒干后切成小段或熬制成膏。

现代研究

本品含有水苏碱和益母草碱，以及月桂酸、苯甲酸、芸香苷、亚麻酸、延胡索酸和油酸等多种成分。它能抑制血小板聚集、血栓形成、纤维蛋白血栓形成和红细胞的聚集，改善肾功能，并具有利尿作用。此外，它还具有抗早孕、抗着床、兴奋子宫的作用，能增强心脏功能，增加冠脉血流量和心肌营养血流量，减慢心率，扩张血管，并具有一定的降血压作用。

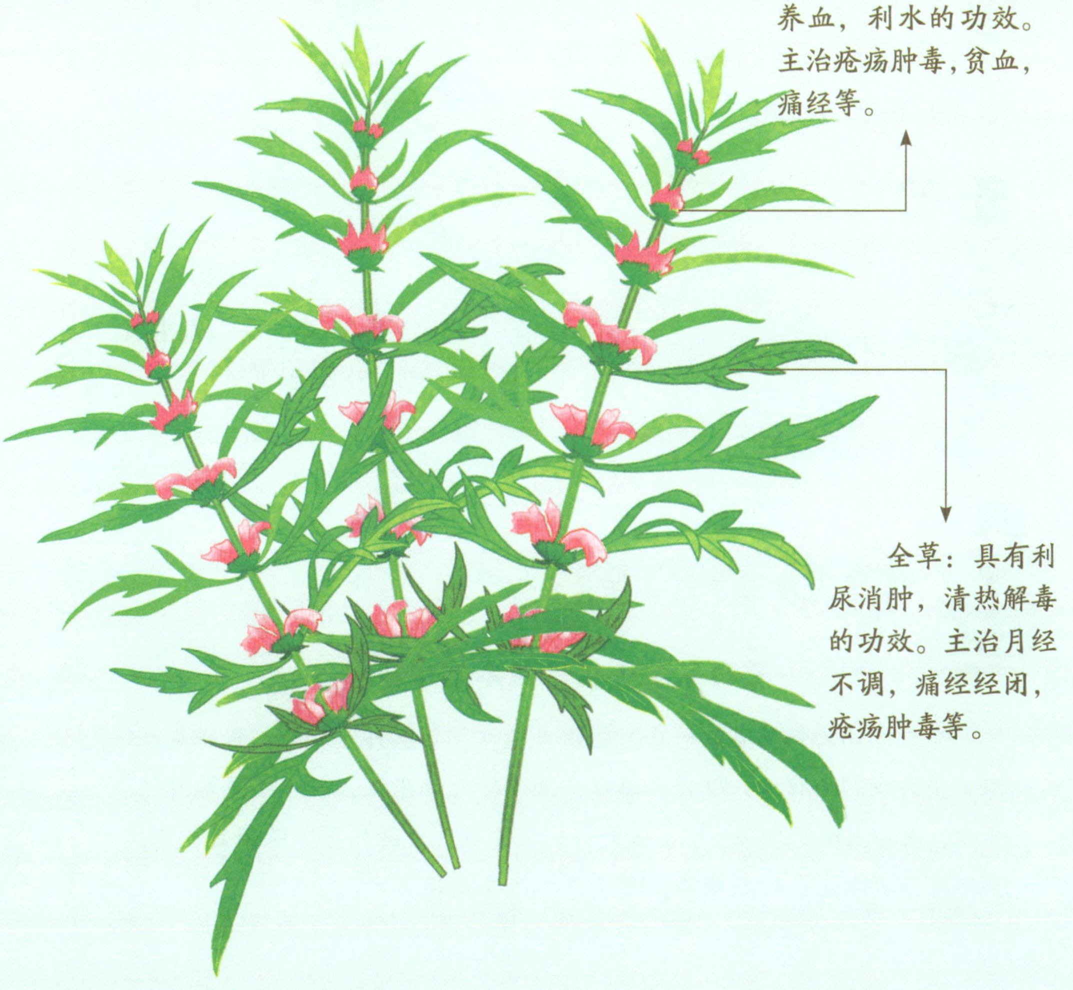

常用土单方

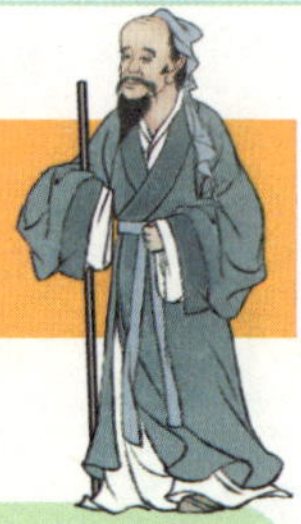

方一

处方 >>

益母草 15~20 克。

用法 >>

取上药，水煎。每天 1 剂，连服 1 周。

主治 >>

月经不调，产后子宫出血，子宫复旧不全，月经过多等。

方二

处方 >>

益母草 120 克（干品）。

用法 >>

加入 1000 毫升清水，武火煎 30 分钟后取头汁，留下药渣再加 500~700 毫升水，煎半小时。将 2 次所得药汁混合，早晚 2 次空腹服用，一般 15 天左右即可见效。

主治 >>

免疫力低下。

方三

处方 >>

益母草 15 克。

用法 >>

取红糖 30 克。将二者水煎。每天 1 剂，连服 2~4 剂。

主治 >>

闭经。

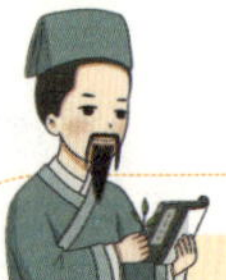

中医小讲堂

益母草虽有益，但不能常服

有些人认为长期服益母草，能强身健体，其实并非如此。常服益母草会损伤我们的肠胃、肝肾等器官，尤其对女性来说，还可能导致月经异常，或者出现阴虚等症状。因此，一定要在医生的指导下服用益母草，切不可擅自做主长时间服用，避免产生不良后果。

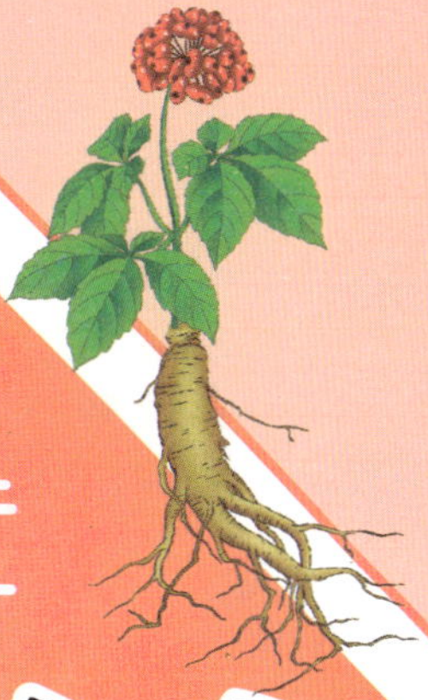

第十二章

补虚土单方

补虚药指能治疗气虚症状的药物，如肺气虚、脾气虚等，可补肺气、益脾气，代表药物有甘草、白术、人参、枸杞、黄芪、当归等。

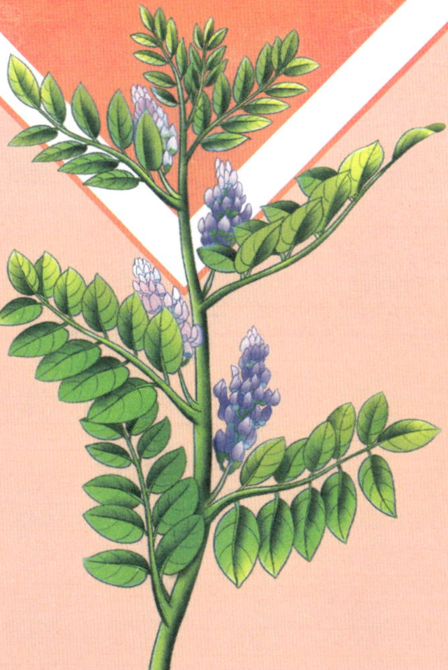

补脾益气

甘草

别名 蜜甘、美草、蜜草、甜草、粉草、国老。

药材来源

甘草为豆科植物甘草、胀果甘草或光果甘草的干燥根和根状茎。

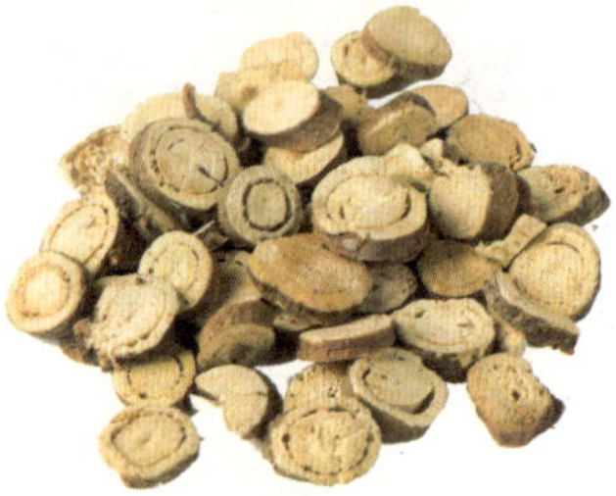
甘草

性味归经

性平，味甘，归心、肺、脾、胃经。

功效主治

补脾益气，清热解毒、祛痰止咳、缓急止痛、调和诸药。主治链霉素中毒，便秘，尿崩症，慢性咽炎，脾胃虚弱，气短乏力，消化不良，食少便溏，原发性血小板减少性紫癜等。

禁　　忌

湿盛中满腹胀及水肿的人一般不宜服用。

生境产地

生于向阳干燥的河岸沙质土地。主产于内蒙古、宁夏、甘肃、新疆等地。

药材加工

一般在8—9月采挖，采挖后要先除去芦头、茎基等，然后将剩下的部分截成适当长短的段，晒至半干，绑成小捆，最后晒至全干。

现代研究

甘草的主要成分包括甘草次酸、甘草黄酮、甘草酸、甘草素、甘草多糖、甘草生物碱等。具有抗心律失常、抑制血小板聚集的作用。能显著缓解肠管平滑肌的痉挛状态，对溃疡具有抵抗效果，同时具有降低血脂的功能，并能促进胰液分泌，保护肝脏。甘草多糖也具有抗病毒和抑菌功能。甘草酸对于一些药物、食物、体内代谢产物以及细菌毒素引起的中毒具有解毒作用。

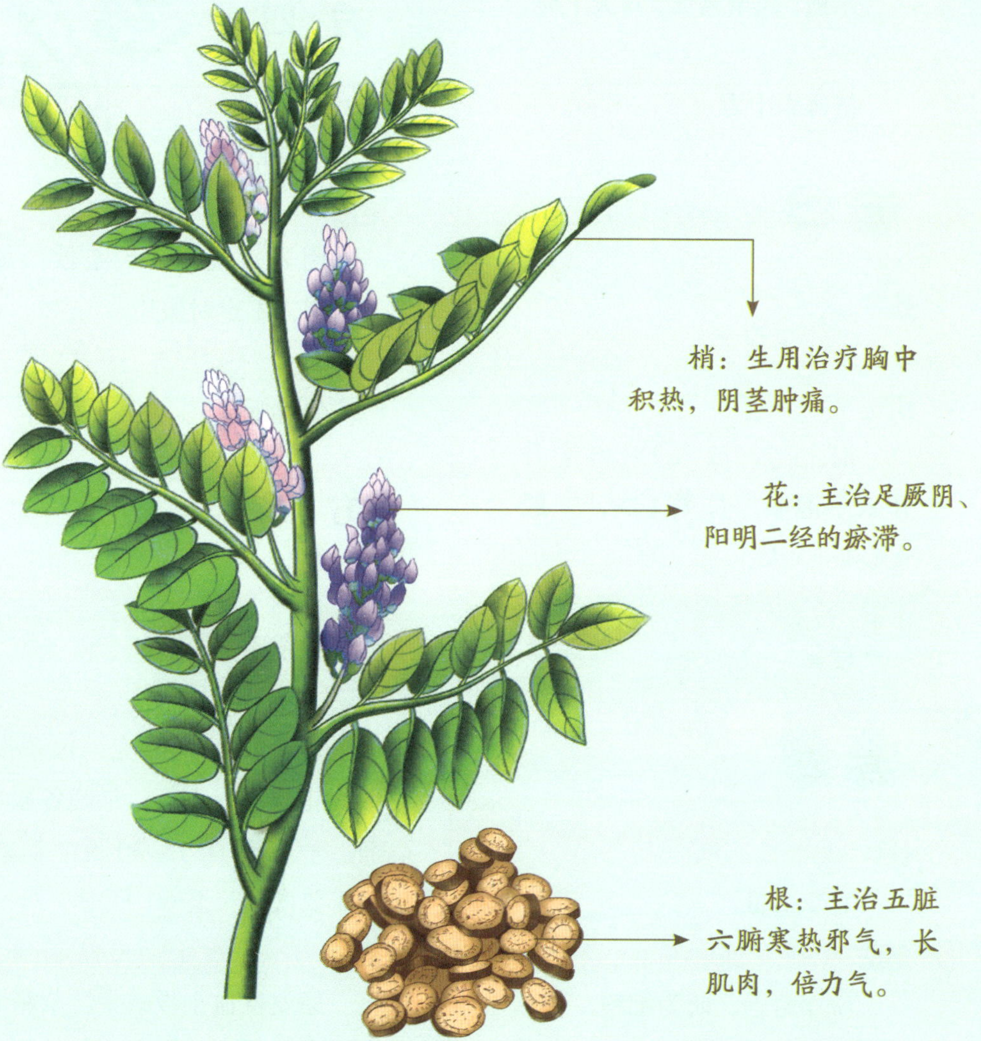

常用土单方

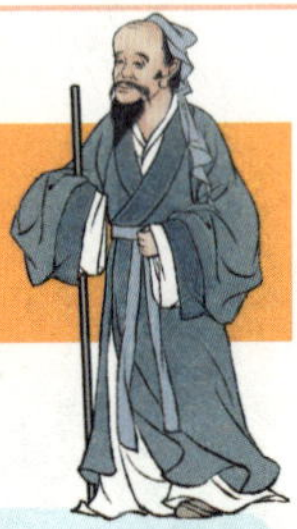

方一

处方 >>

生甘草 15 克。

用法 >>

水煎。代茶频饮，每天 1 剂。

主治 >>

链霉素中毒。

方二

处方 >>

生甘草 2~3 克。

用法 >>

取上药，放入 15~20 毫升开水中泡服，每天 1 次，一般连服 7~15 天。

主治 >>

便秘。

方三

处方 >>

甘草适量。

用法 >>

洗净焙干，研为细粉，装入容器内备用。每次 5 克，每天 4 次，口服。

主治 >>

尿崩症。

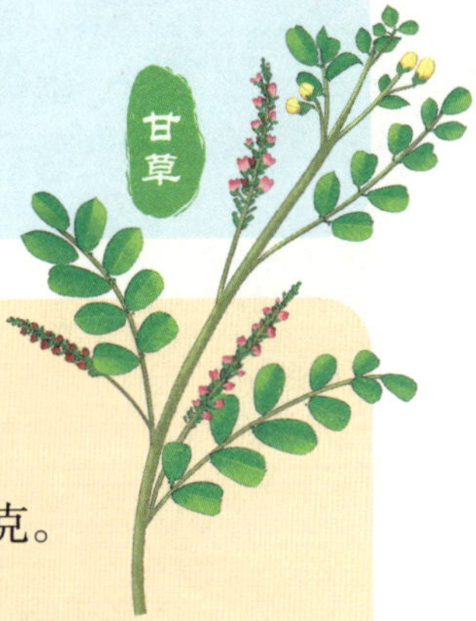

方四

处方 >>

生甘草 5 克。

用法 >>

用开水浸泡，代茶饮，每天 1 剂，不定时服用。

主治 >>

慢性咽炎。

方五

处方 >>

甘草适量。

用法 >>

每天取药 6~10 克，10 岁以下幼儿减量，水煎。早晚各服 1 剂。一般连服 15~30 天，如病情需要可延长至 60 天。

主治 >>

原发性血小板减少性紫癜。

补气健脾

白术

别 名 山蓟、乞力伽、于术、山姜、山精、山连、冬术。

药材来源

白术为菊科多年生草本植物白术的根状茎。

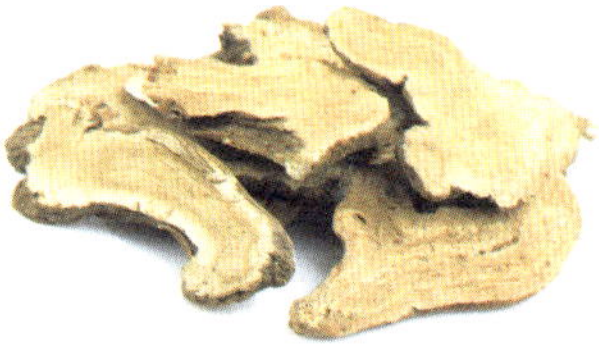

白术

性味归经

性温，味甘、苦，归脾、胃经。

功效主治

补气健脾，燥湿利水，止汗安胎。主治婴幼儿腹泻，小儿流涎，体虚多汗，脾虚食少，水湿停聚之痰饮，水肿以及气虚多汗，胎动不安等病证。

禁 忌

妊娠胎动不安属热证者，不宜单味药大量服用。

生境产地

白术生于丘陵、山区地带，野生种在原产地已经绝迹。现各地多有栽培主产于浙江、湖北、湖南、安徽等地。

药材加工

每年 10 月下旬至 11 月中旬，当白术的地上部分枯萎后，在天气晴朗时挖掘根部，除去茎叶及细根，烘干，称烘术；晒干，称生晒术。

现代研究

白术中含有苍术醇、苍术酮及挥发油等有效成分。白术能够增强机体的免疫力，强化网状内皮系统的吞噬能力，促使外周白细胞总数上升，并增强细胞和体液的免疫能力，从而提升机体的抗病能力；并有保护肝脏免受损伤，防止肝糖原减少，增强肌肉力量并降低血糖水平的作用。白术还能抑制絮状表皮癣菌生长。

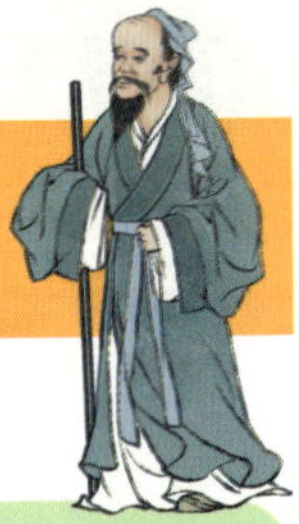

常用土单方

方一

处方 >>

生白术适量。

用法 >>

每天取上药60克，水煎取汁，分早晚2次服。或用生白术300克，粉碎成极细末，每次服10克，每天3次，开水调服。

主治 >>

水肿。

方二

处方 >>

焦白术30克。

用法 >>

研末。放入300毫升水中，煎取100毫升，用纱布过滤。取40毫升做保留灌肠，每天1次。

主治 >>

婴幼儿腹泻。

方三

处方 >>

生白术10克。

用法 >>

取上药，捣碎，放入碗内，加适量的水及少许糖，放锅内蒸炖取汁分次灌服，每天1剂。

主治 >>

小儿流涎。

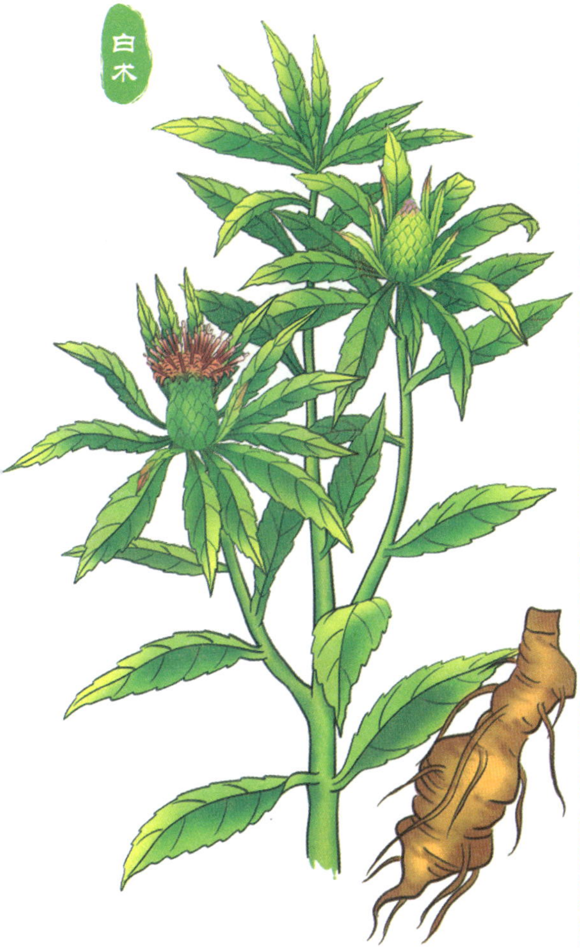

方四

处方 >>

白术 30 克。

用法 >>

取上药，水煎。口服，早晚各 1 次，每天 1 剂。

主治 >>

白细胞减少症。

方五

处方 >>

生白术适量。

用法 >>

研末，每次 2~3 克，每天 2 次，用温水送服。一般用药 7 天见效。

主治 >>

体虚多汗。

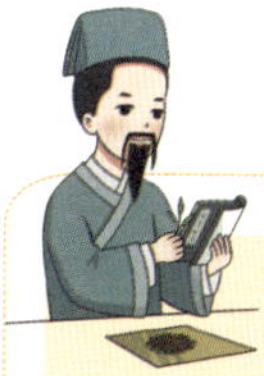

中医小讲堂

孕妇能吃白术吗？

孕妇的体质比较特殊，很多食物是不能吃的，那么她们能吃白术吗？中医认为，白术有安胎的效果，但不是安胎的必需品，所以孕妇是可以吃白术的，但是一定要在医生的指导下酌情使用。

大补元气 人参

别名 人衔、鬼盖、神草、土精、红参。

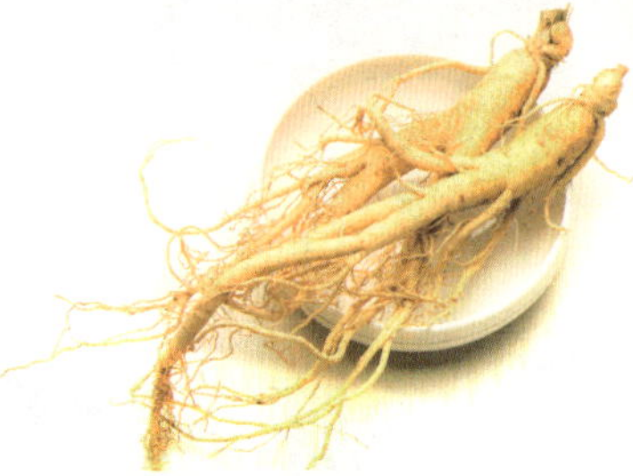

药材来源

人参为五加科多年生草本植物人参的根，野生者称山参，栽培者称园参。

性味归经

性微温，味甘、微苦，归脾、肺、心、肾经。

功效主治

大补元气，复脉固脱，补脾益肺，生津养血，安神益智。主治急性乙型肝炎，气虚脱肛，完全性房室传导阻滞，心气不足之惊悸失眠。

禁忌

实证、热证引起的喘嗽痰盛、胸膈痛闷、阴虚阳亢者及儿童、孕妇等忌服。

生境产地

人参多为栽培，生长于理化性状好、有机物质含量高的土壤中，分布于吉林、辽宁、黑龙江等地。

药材加工

人参需要栽种 5~6 年，成熟后于 9—10 月采挖，除去茎叶对根部加工后即可使用。人参的品种因产地和加工方法的不同而有所区别，包括参须、生晒参、糖参和红参等。产于朝鲜的被称为高丽参或朝鲜参。

现代研究

人参含有多种成分，包括多糖、挥发油、人参皂苷等，能够增强造血机能，促进骨髓细胞的增殖，增加血液中白细胞、红细胞和血红蛋白的数量，加强心脏的收缩力，因此具有强心作用。人参对中枢神经系统有兴奋作用，可增强大脑皮质的兴奋过程和抑制过程，尤其是使兴奋过程更加显著，因此具有抗疲劳的作用。人参还能够降低血糖，显示出胰岛素样作用，提高机体对病理过程的适应性，增强机体非特异性抵抗力，促进机体恢复正常功能。

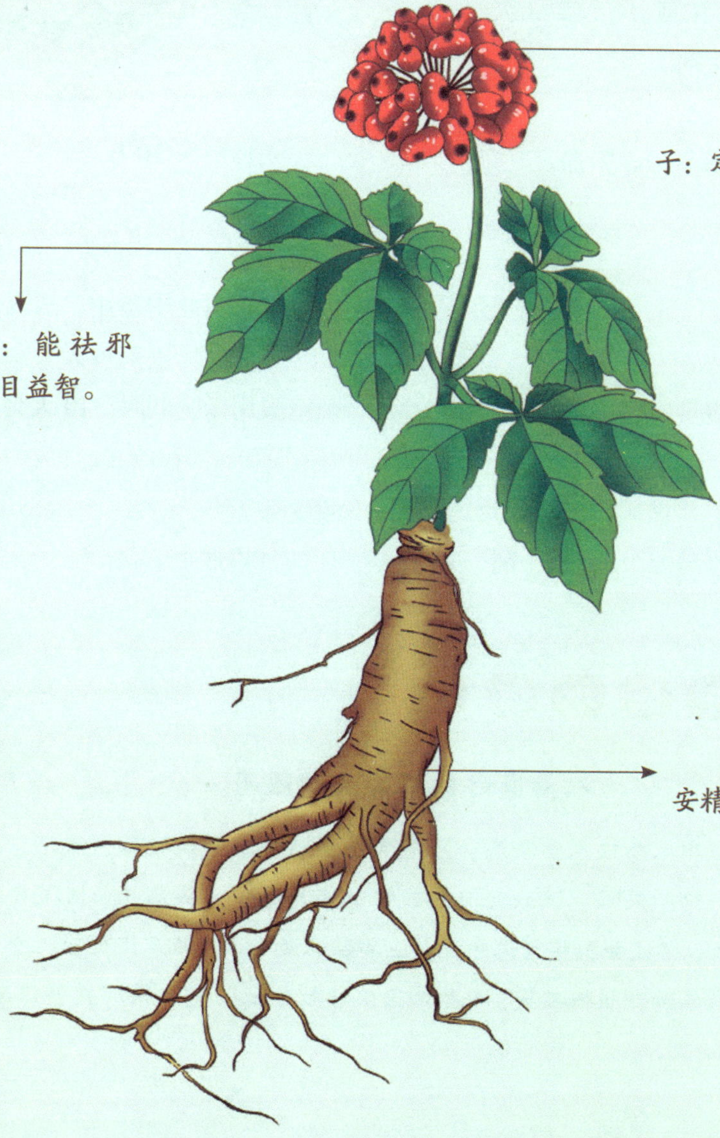

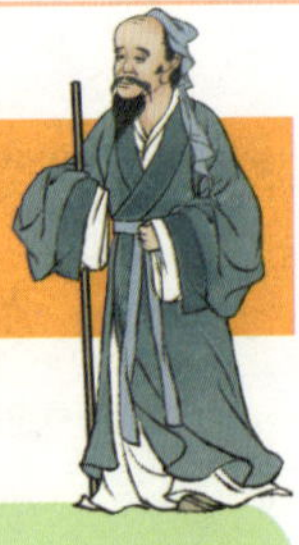

常用土单方

方一

处方 >>

人参 15~20 克。

用法 >>

取上药，浓煎。每天 2~3 次，口服，每天 1 剂。

主治 >>

完全性房室传导阻滞。

方二

处方 >>

人参 3~9 克。

用法 >>

取上药，水煎服，或将参片放入碗中隔水蒸炖服，每天 1 剂。

主治 >>

心气不足之惊悸失眠。

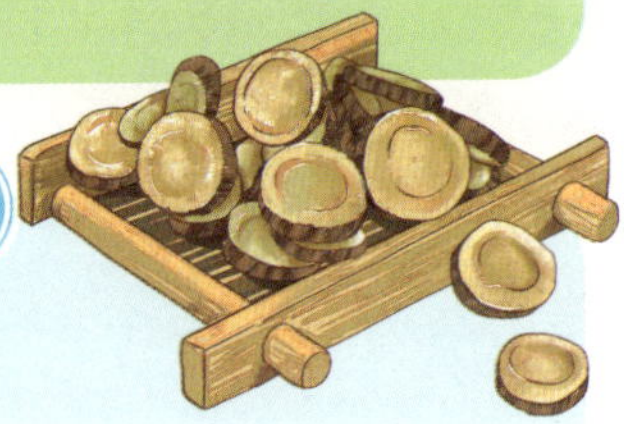

方三

处方 >>

人参芦头 20 枚。

用法 >>

用文火焙干研末，分成 20 包，装密封瓶中备用。成人每次 1 包，儿童减量，每天 2 次，早晚空腹用米汤调服，10 天为 1 个疗程。

主治 >>

气虚脱肛。

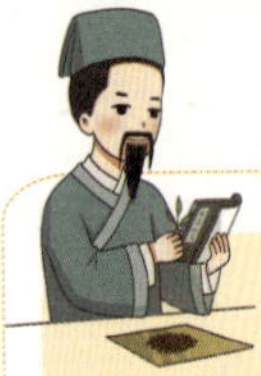

中医小讲堂

人参虽好却不能长期服用

长期服用人参或人参制剂，可能会出现腹泻、神经过敏、皮疹、血压升高、忧郁、失眠、性欲亢进（或性功能减退）、头痛、心悸等不良反应。而且人参还会引起急性中毒，主要症状是出血。临床上还有人参蛤蚧精口服液导致剥脱性皮炎、人参蜂王浆导致急性肾炎血尿加重等报道。

益气养阴

山药

别名 **薯蓣、山芋。**

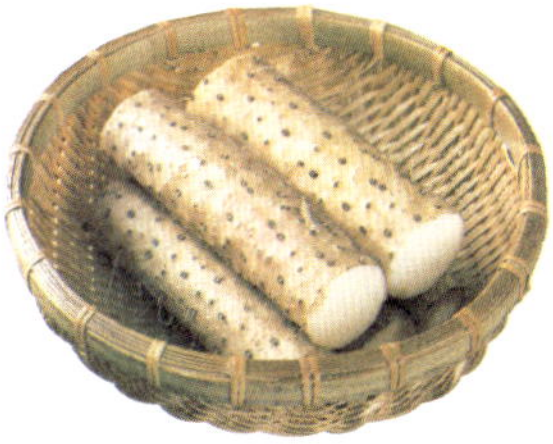

药材来源

山药为薯蓣科植物薯蓣的干燥根状茎。

性味归经

性平，味甘，归脾、肺、肾经。

功效主治

益气养阴，补脾肺肾，涩精止带。主治糖尿病，小儿遗尿，头痛，婴幼儿腹泻，急性乳腺炎，溃疡性口腔炎，肺结核高热等。

禁忌

湿盛中满或有实邪、积滞者禁服。

生境产地

山药一般生长在弱碱的环境和沙质土壤中，主产于河南，湖南、江西等地亦产。

药材加工

不同的种植方式导致山药的采收时间不同。山药挖出后洗净泥土，用竹刀或碗片刮去它的外皮，最后晒干或烘干，即为毛山药。毛山药经过处理后，晒干打光就是光山药。

现代研究

山药中含有皂苷、淀粉、胆碱、黏液质、甘露聚糖、糖蛋白、淀粉酶、维生素 C 等成分。山药能使肾上腺素所致的肠管紧张性降低、刺激小肠运动、抗衰老、降血糖、增强细胞免疫、增强体液免疫、预防糖尿病、促进伤口愈合等。

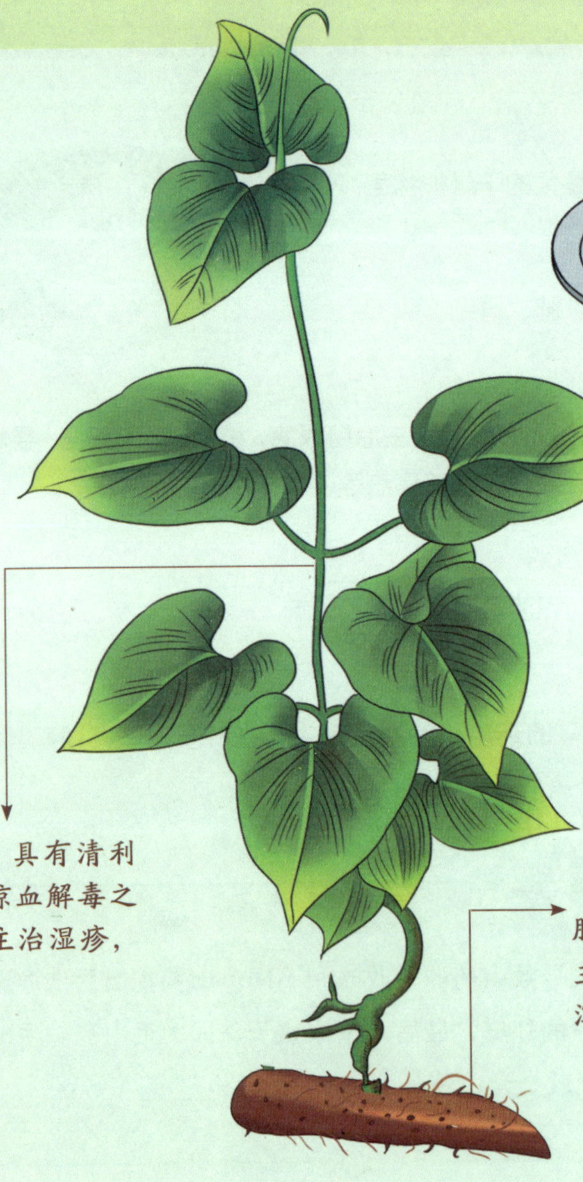

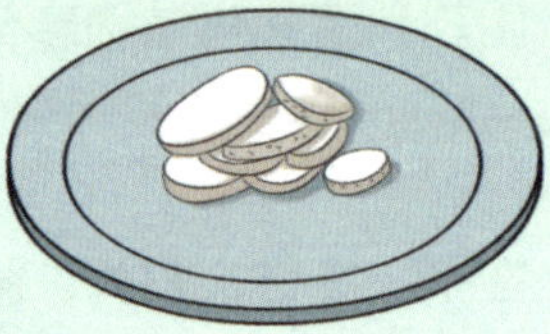

藤：具有清利湿热，凉血解毒之功效。主治湿疹，丹毒。

根状茎：具有补脾肺肾，益气养阴的功效。主治倦怠乏力，便溏泄泻，内热消渴等。

常用土单方

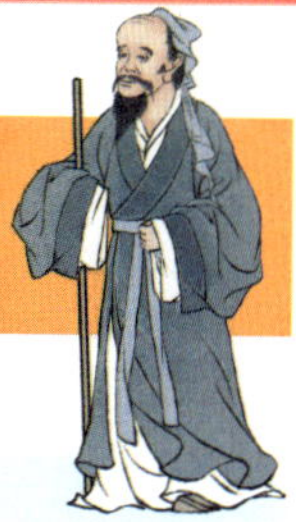

方一

处方 >>

生山药 500 克。

用法 >>

研为细粉，过细筛，装密封瓶中备用。每次取药 5~10 克，加入适量的水调匀，然后加温熬至成粥状。于喂奶前或饭前口服，每天 3 次。

主治 >>

婴幼儿腹泻。

方二

处方 >>

生山药适量。

用法 >>

取白糖适量。将生山药、白糖共捣烂成泥，敷于患处，每天换 2 次。

主治 >>

急性乳腺炎。

方三

处方 >>

山药 20 克。

方三

处方 >>

山药 20 克。

用法 >>

取冰糖 30 克，放入容器内，加入适量的温水，用武火煮沸后，再用文火煎 30 分钟后取汁，再煎 1 次，去渣，将 2 次药汁混合，搅拌均匀。分早晚 2 次服，每天 1 剂，连服 2~3 天。

主治 >>

溃疡性口腔炎。

方四

处方 >>

生山药 120 克。

用法 >>

取上药，水煎。频服，每天 1 剂，连服 1~2 周。

主治 >>

肺结核高热。

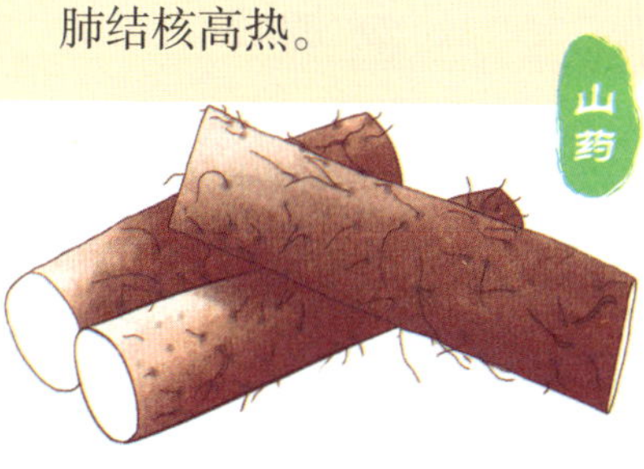

滋补肝肾

枸杞子

别名 苟起子、杞子、枸茄茄、枸蹄子、红耳坠、血枸子。

药材来源

枸杞子为茄科植物宁夏枸杞的干燥成熟果实。

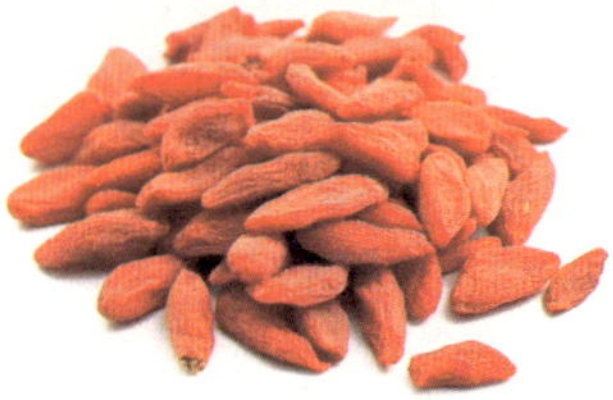

性味归经

性平，味甘，归肝、肾经。

功效主治

滋补肝肾，益精明目。主治蚊虫咬伤，视物昏蒙，老年人经常性夜间口干症，肥胖症，腰膝酸痛。

禁　忌

脾虚便溏者慎服。

生境产地

枸杞喜欢疏松透气、碱性的沙质土壤，主要分布于宁夏、内蒙古、新疆、青海等地。

药材加工

夏、秋两季果实呈橙红色时采收，晾至皮皱后，再晒至外皮干硬，果肉柔软，生用。

现代研究

枸杞子含有多种重要成分，包括粗脂肪、粗蛋白、维生素 B_1、甜菜碱、多糖、胡萝卜素、维生素 C、维生素 B_2、烟酸，还有铁、锌、钙、磷等矿质元素。这些成分对于增强人体免疫功能有着重要作用。枸杞子能够显著增强细胞免疫和体液免疫功能，有效提高正常健康人和因放疗或恶性肿瘤导致免疫功能低下的人的淋巴细胞转化率和巨噬细胞吞噬率，从而调整和提升人体的免疫功能。

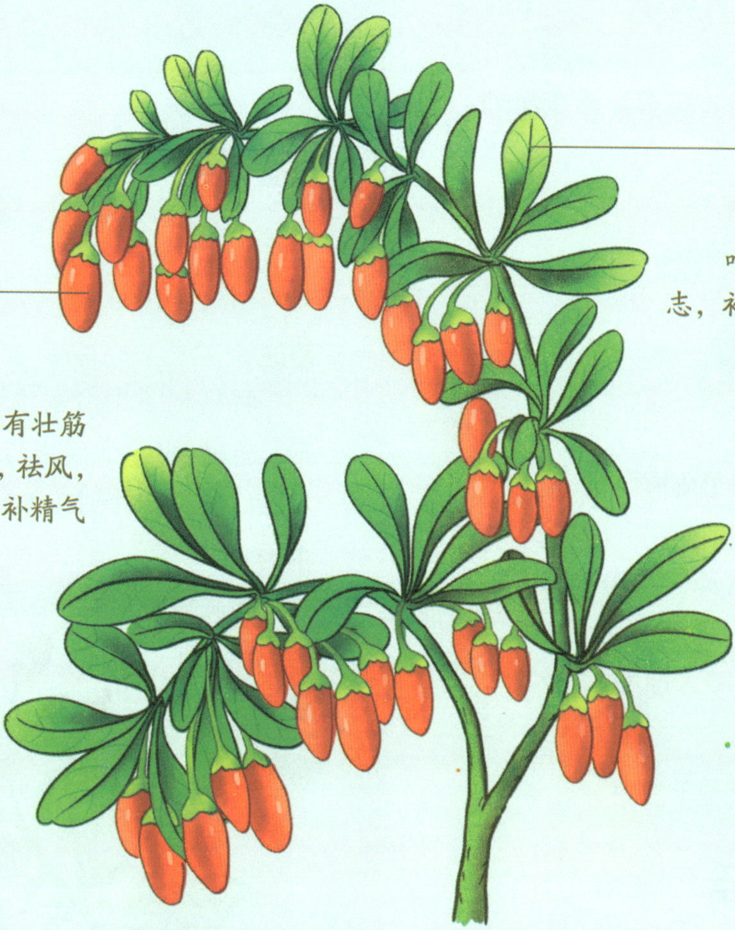

常用土单方

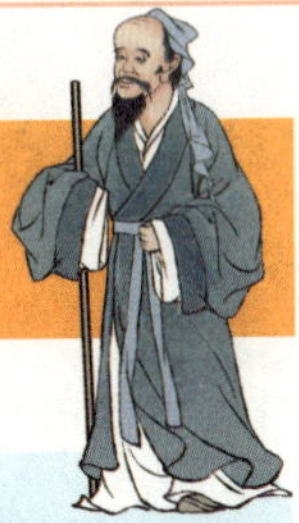

方一

处方 >>

生枸杞子（或枸杞嫩茎叶）适量。

用法 >>

将上药捣烂，用干净的纱布绞取汁液，装瓶备用。用时取消毒棉签蘸药汁涂于患处，每天 2~3 次。

主治 >>

蚊虫咬伤。

方二

处方 >>

枸杞子适量。

用法 >>

取上药，洗净，晾干，捣烂取汁，每天饮用 2~3 次，一般用药 3~6 天即可见效。

主治 >>

视物昏蒙。

方三

处方 >>

枸杞子 500 克。

用法 >>

将枸杞子用清水洗净，烘干，装瓶备用。每晚临睡前取 30 克，慢慢嚼碎咽服，连服 15 天以上即可见效。

主治 >>

老年人经常性夜间口干症。

方四

处方 >>

枸杞子 1000 克。

用法 >>

将枸杞子用清水洗净，烘干，装瓶备用。每晚用药 15 克，嚼烂后咽下，2 个月为 1 个疗程。

主治 >>

腰膝酸痛（肾虚精亏型）。

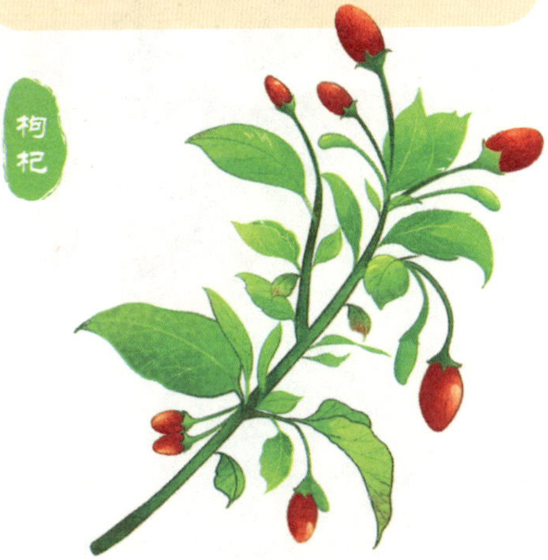

强筋健骨

淫羊藿

别名 仙灵脾、仙灵毗。

药材来源

淫羊藿为小檗科植物淫羊藿、箭叶淫羊藿、柔毛淫羊藿或朝鲜淫羊藿的干燥叶。

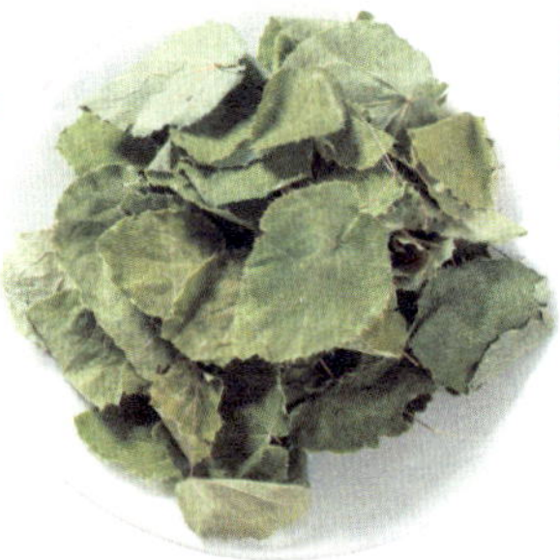

淫羊藿

性味归经

性温，味辛、甘，归肾、肝经。

功效主治

强筋健骨，补肾壮阳，祛风除湿。主治慢性支气管炎，腰膝酸痛，产后咳嗽，骨刺鲠喉，风寒麻痹，骨痿瘫痪等。

禁　忌

阴虚火旺者不宜使用。

生境产地

淫羊藿一般生长在阴湿的环境中，主产于河南、陕西、广西、山西等地。

药材加工

每年 7—10 月采收，采收后割取茎叶，然后去掉茎叶上的杂质，晒干或阴干后即可使用。

现代研究

淫羊藿中含有多种成分，如淫羊藿苷、金丝桃苷、多糖等。淫羊藿鲜品粗提物和干品的乙酸乙酯提取物具有祛痰的功效。淫羊藿对多种病毒都有抑制作用，如柯萨奇病毒。淫羊藿还有耐缺氧、抗衰老、降血糖、抗骨质疏松等功效。淫羊藿中含有的总黄酮有增强腹腔巨噬细胞吞噬功能、增强机体免疫能力的功效。

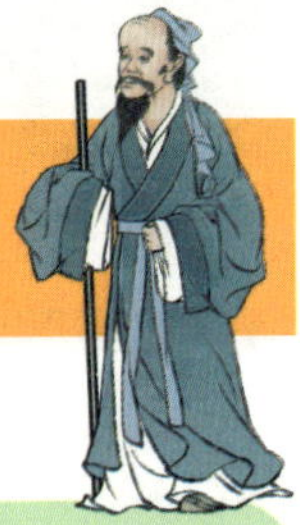

常用土单方

方一

处方 >>

淫羊藿（干品）1000克。

用法 >>

取上药800克放入水中煎取浓汁，另外200克研为细末。然后将细末加入浓汁中混合均匀，制成丸剂。每天30克，分早晚2次服用，1个月为1个疗程。

主治 >>

慢性支气管炎。

方二

处方 >>

淫羊藿500克。

用法 >>

取白酒1500毫升。将淫羊藿放入白酒中密闭浸泡20天，过滤备用。每次服10~20毫升，每天3次。

主治 >>

阳痿，腰膝酸痛，半身不遂。

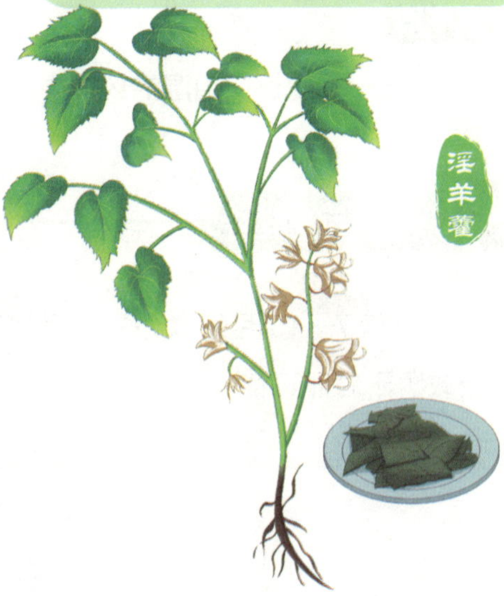

方三

处方 >>

淫羊藿 50 克。

用法 >>

将上药与肉共炖，放入适量的糖，勿放盐，随意服。

主治 >>

产后咳嗽。

方四

处方 >>

淫羊藿 15~20 克。

用法 >>

取饱和糖水 150~200 毫升（白糖或红糖均可）。将淫羊藿放在锅内用文火焙焦后，倒入糖水，拌匀，焙干；再加 400 毫升的水，煎至 350 毫升左右，待药稍凉后服用。

主治 >>

骨刺鲠喉。

方五

处方 >>

淫羊藿 100 克。

用法 >>

取上药，研为极细末，用鱼肝油软膏适量调匀成膏。用棉签将该药涂于患处，每天 2 次，7 天为 1 个疗程，直到痊愈为止。

主治 >>

风湿麻痹。

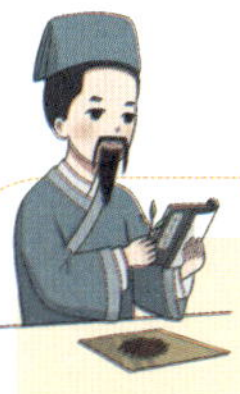

中医小讲堂

二金淫羊藿酒

将 60 克淫羊藿与 30 克金樱子和金毛狗脊装入纱布袋中，把袋口扎紧，然后浸泡在 50 毫升的白酒中，7 天后取出来，每天温服 10~15 毫升，可治疗女子不孕、四肢麻木、小便淋沥等症。

清热解毒

黄芪

别名 **黄耆、戴糁、戴椹、独椹。**

药材来源

黄芪为豆科植物蒙古黄芪或膜荚黄芪的干燥根。

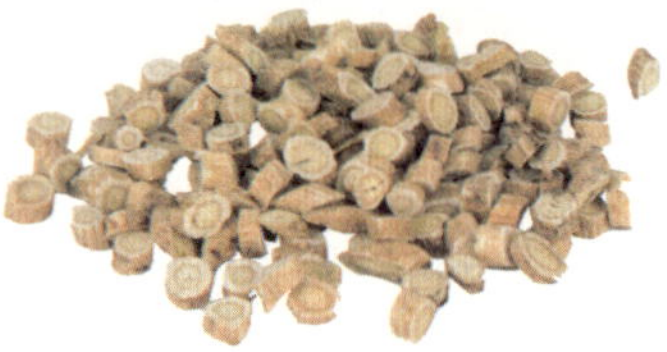

黄芪

性味归经

性微温，味甘，归脾、肺经。

功效主治

补气升阳，益卫固表，利水消肿，生津养血，行滞通痹，托毒排脓，敛疮生肌。治疗猩红热，妊娠呕吐，妇女围绝经期月经紊乱，痈肿切开引流，小儿急性呼吸道感染，湿温，暑湿，胸闷，呕恶等。

禁忌

凡表实邪盛，疮疡初起，或溃后热毒尚盛者，均不宜用。

生境产地

黄芪生长于山坡、沟旁或疏林下，大部分分布于内蒙古、黑龙江、山西等地。

药材加工

播种后2~3年采收，等到春季冬芽萌发或9—11月前采挖，采挖时定要深刨，防止黄芪被断根，随后切下芦头，将其表面的泥土清理干净，晒至半干，堆积1~2天后再晒，直到晒干为止，这样就可以用作药材了。

现代研究

膜荚黄芪根中可分离出多种成分，如黄芪皂苷Ⅰ、黄芪皂苷Ⅱ、β-谷固醇、胡萝卜苷、棕榈酸、膜荚黄芪皂苷A、膜荚黄芪皂苷B、膜荚黄芪皂苷C，以及熊竹素、甜菜碱、胆碱、毛蕊异黄酮、叶酸、芒柄花素等。除此之外，还含有刀豆氨酸、天门冬酰胺、脯氨酸等多种氨基酸，铁、锌、锰、铷等多种微量元素。黄芪对一些细菌有一定的抵抗能力，如炭疽杆菌、α-溶血性链球菌、β-溶血性链球菌、假白喉杆菌、白喉杆菌等。黄芪多糖具有双向调节血糖的作用。

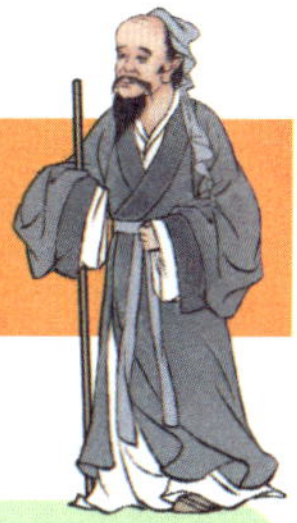

常用土单方

方一

处方 >>

黄芪100克。

用法 >>

取上药，加入3000毫升水，煎至1000毫升，取上清液加入适量的防腐剂，装容器内备用。用时每侧鼻孔滴3~4滴，每天2次。用药后要轻揉鼻以便药液分布得更均匀。

主治 >>

预防感冒。

方二

处方 >>

生黄芪适量。

用法 >>

取上药，选里外坚实、色黄微绿者（即子芪），整条洗净，刮去皮，用米泔水浸泡一夜，次日炙干7次，然后研为细末，用醋糊为丸如绿豆大，晾干，装瓶备用。每天取70丸，分早晚各服1次，空腹温开水送下。

主治 >>

妇女围绝经期月经紊乱。

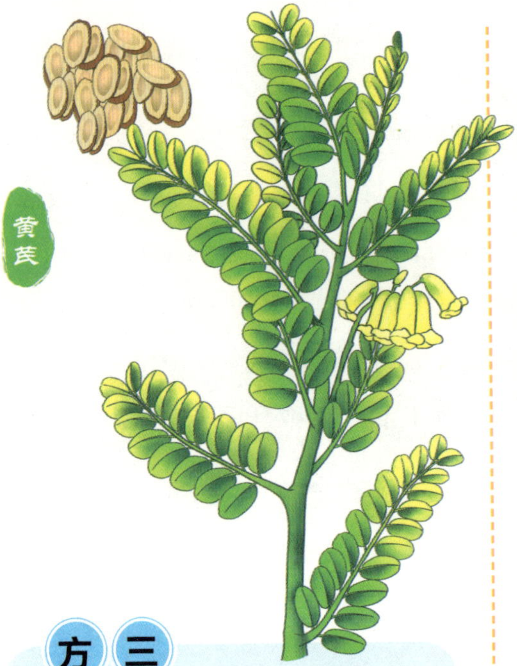

方三

处方 >>

黄芪 30~40 克。

用法 >>

取上药，加水煎成 200~400 毫升。分次频服。

主治 >>

妊娠呕吐。

方四

处方 >>

黄芪 15 克。

用法 >>

取上药，水煎，口服，隔天 1 剂，10 天为 1 个疗程，1 个疗程结束后停药 5 天再行第 2 个疗程。

主治 >>

体虚自汗，易感冒。

方五

处方 >>

黄芪适量。

用法 >>

取上药，研为极细粉，装瓶备用。用时取药适量外敷于溃疡处。

主治 >>

慢性溃疡久不收口者。

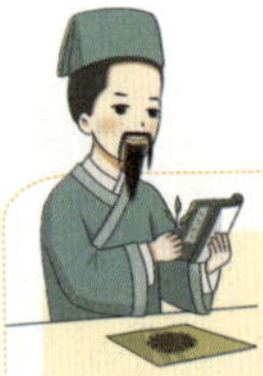

中医小讲堂

天气冷了，用黄芪来固表

秋冬换季时，温度骤然下降，很多人会因此感冒，若在喝水时加一些黄芪来固表，在一定程度上能预防感冒。

温阳补气

何首乌

别 名 **地精、首乌、赤敛。**

药材来源

何首乌为蓼科植物何首乌的干燥块根。

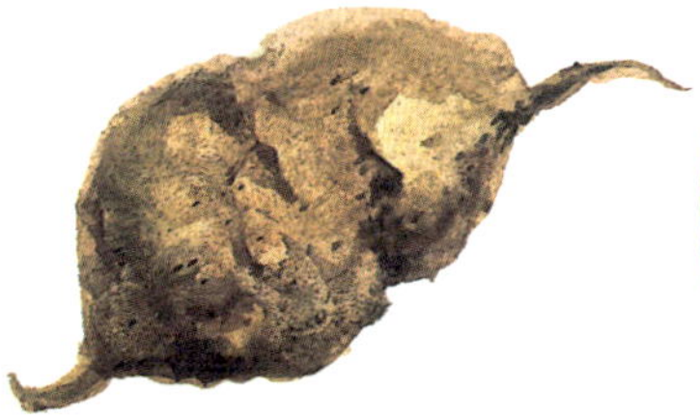

性味归经

性微温，味苦、甘、涩，归肝、心、肾经。

功效主治

制何首乌：补肝肾、益精血，乌须发、强筋骨，化浊降脂。

生何首乌：消痈，解毒，截疟，润肠通便。主治高脂血症，脱发或白发，风疮疥癣瘙痒，子宫脱垂等。

禁 忌

大便溏泄及有湿痰者慎服。

生境产地

何首乌多生长在山谷灌丛、山坡林下，分布于我国河南、湖北、广西、广东等地。

药材加工

将何首乌培育 3~4 年就能收获使用了，一般在秋季落叶后或早春萌发之前采挖。采挖后将茎藤除去，小心地把根挖出来，洗净泥土，将其切成 2 厘米左右的厚片，最后烘干或晒干。

现代研究

研究发现，何首乌中含有蒽醌类化合物。除此之外，还有大黄酚、大黄素、卵磷脂、粗脂肪等成分。它具有增加免疫器官重量，提高T淋巴细胞、B淋巴细胞免疫功能，促进造血细胞的生长等作用。另外，何首乌还具有抗衰老、抗寒、抗菌的作用。

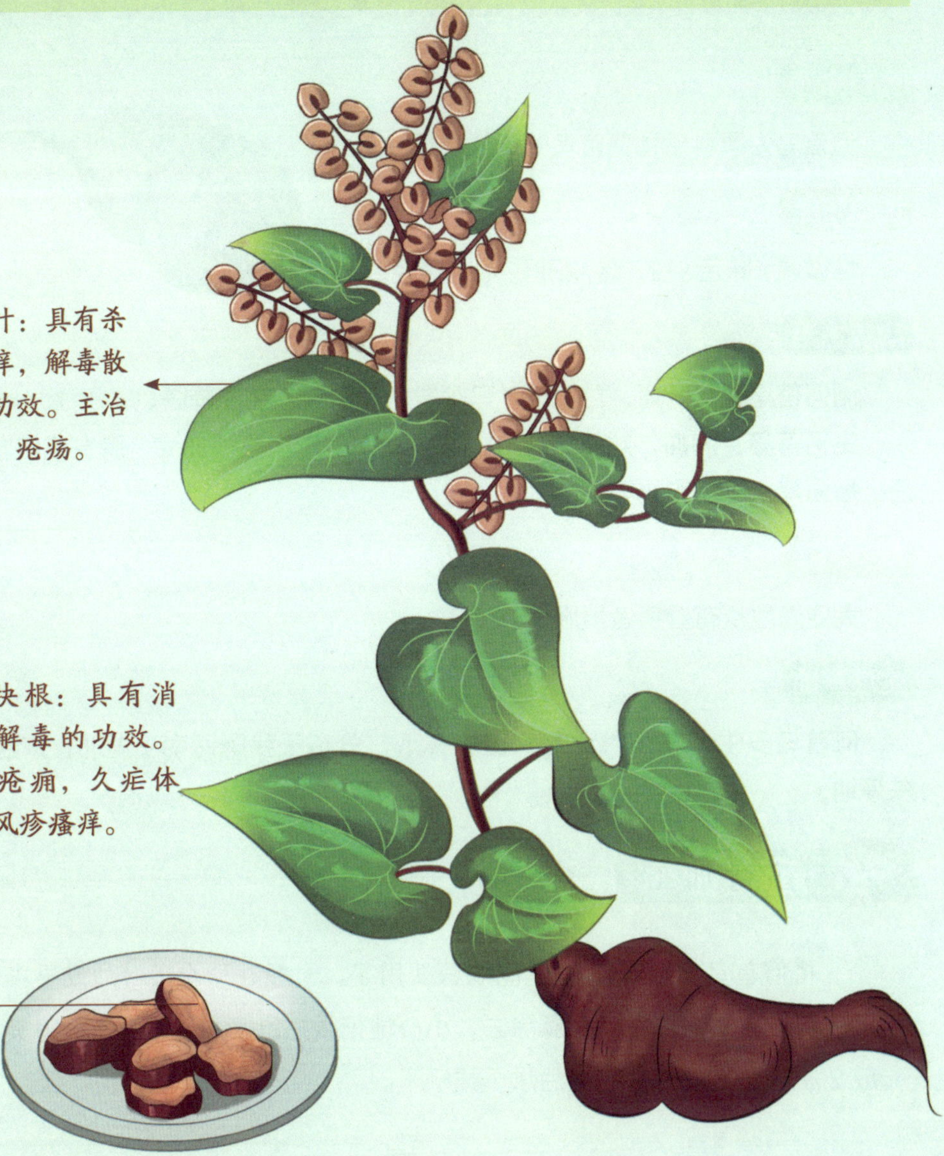

叶：具有杀虫止痒，解毒散结的功效。主治瘰疬，疮疡。
块根：具有消痈，解毒的功效。主治疮痈，久疟体虚，风疹瘙痒。

常用土单方

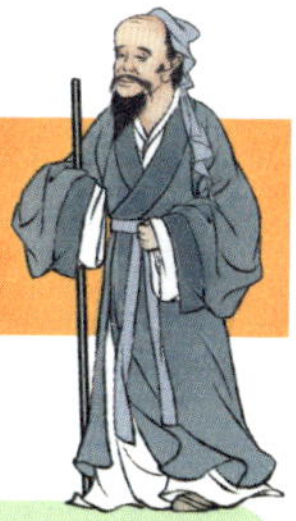

方一

处方 >>

制何首乌 30 克。

用法 >>

将制何首乌研为细末装入白布袋内，雄鸡（500 克以下）宰杀去内脏，把白布袋装入鸡腹中，然后将鸡放入锅内蒸至鸡肉离骨，取出白布袋，加调料后将鸡及汤 1 次服完。再将剩下的整个鸡骨，与剩余制何首乌末捣碎至鸡骨不刺肉为度，外敷于脐上。

主治 >>

子宫脱垂。

方二

处方 >>

制何首乌适量。

用法 >>

取上药，研末，早晚用温开水（或淡盐开水）冲服 3 克。

主治 >>

脱发或白发。

方三

处方 >>

何首乌茎、叶各适量。

用法 >>

煎汤洗浴，效果良好。

主治 >>

风疮疥癣瘙痒。

方四

处方 >>

制何首乌 30 克。

用法 >>

将上药放入 300 毫升水中，煎 20 分钟左右，煎至 150~200 毫升。分 2 次温服，每天 1 剂，2 天为 1 个疗程。

主治 >>

高脂血症。

润肠通便

当归

别名 白蕲、秦归、干归、山蕲、文无。

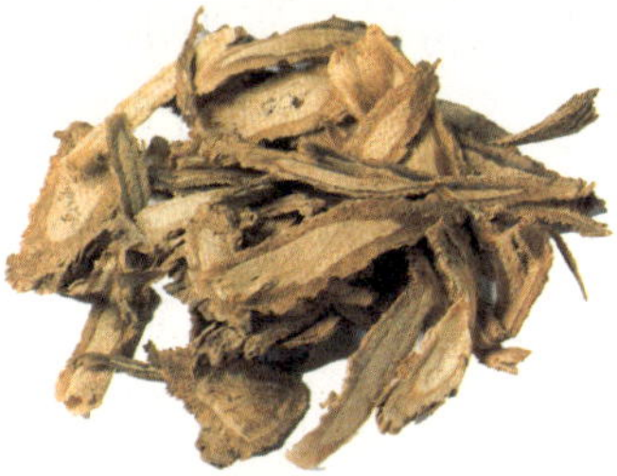

药材来源

当归为伞形科植物当归的干燥根。

性味归经

性温，味甘、辛，归肝、心、脾经。

功效主治

润肠通便，活血止痛，补血调经。可治疗带状疱疹，急性乳腺炎早期，面部色素性皮肤病，上消化道出血，月经不调。

禁忌

热盛出血患者禁服，湿盛中满及大便溏泄者慎服。

生境产地

当归宜生长在土层深厚、排水良好、疏松、肥沃且富含腐殖质的沙质土壤中，主产于甘肃省东南部的岷县，陕西、四川、云南、湖北等地也有栽培。

药材加工

当归生长两年后是较好的采挖时机，一般在10月下旬采挖，挖后抖去泥土，去掉叶柄，待水分稍微蒸发后，扎把，搭棚熏干，先用湿柴烟熏，使当归上色；待其表皮呈赤红色时，再用煤火或柴火熏干即可。

现代研究

当归含有多种成分，如维生素 B_{12}、叶酸、挥发油、有机酸等。其中，维生素 B_{12} 和叶酸能促进红细胞、血红蛋白的生成，因此当归具有抗恶性贫血的作用。当归还对子宫具有双向调节作用，但这种作用主要取决于子宫的机能状态。此外，当归具有清除自由基的作用，可以增强非特异性和特异性免疫功能。

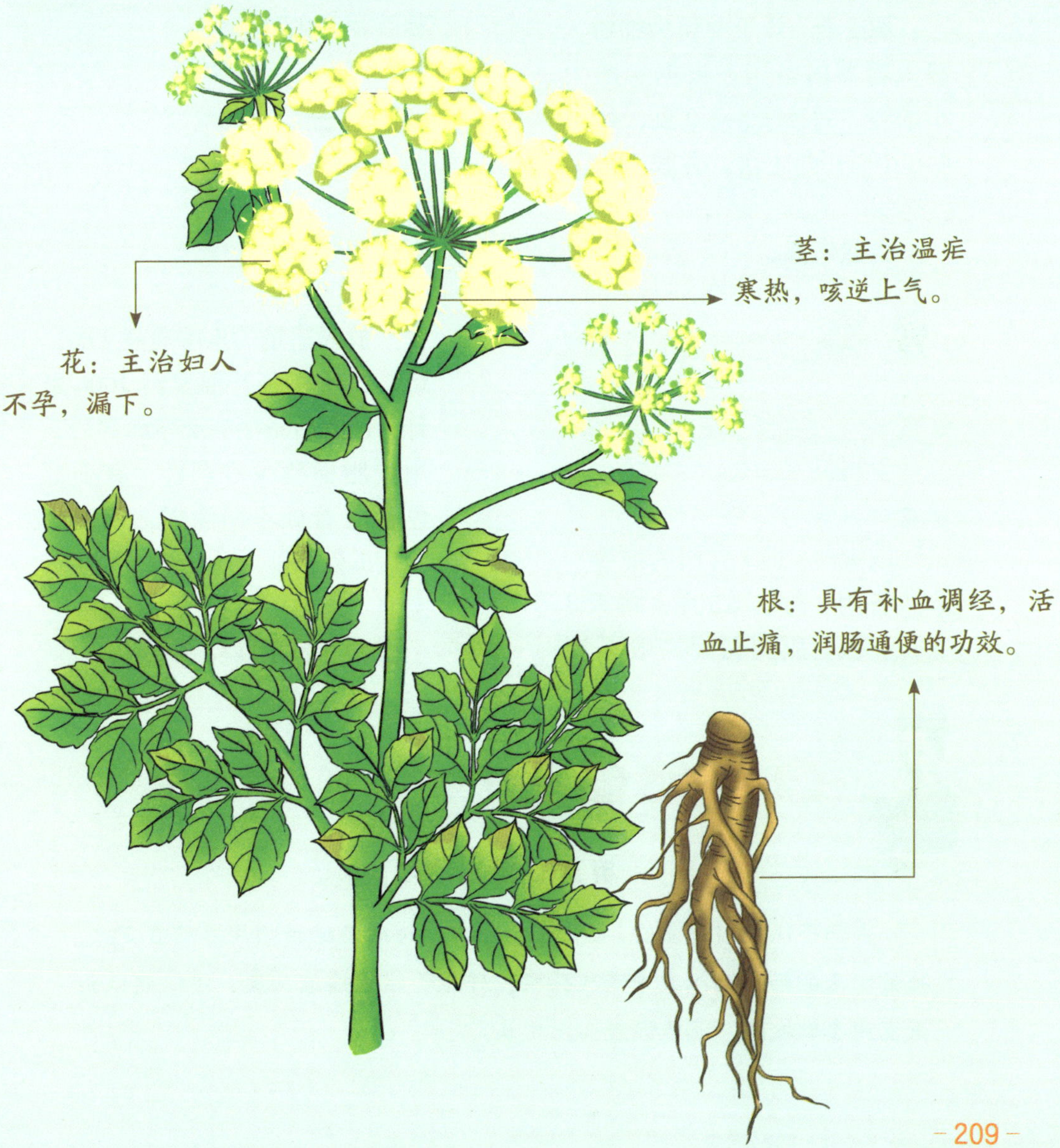

常用土单方

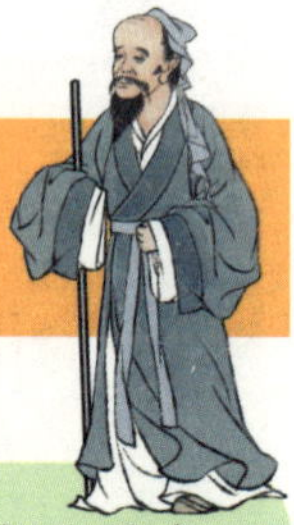

方一

处方 >>

当归适量。

用法 >>

取上药，烘干并研为细粉，装入容器内备用。根据年龄大小取量，每次 0.5~1.0 克，每隔 4~6 小时用药 1 次，吞服。

主治 >>

带状疱疹。

方二

处方 >>

生当归 100 克。

用法 >>

取上药，烘干并研为细粉，装瓶备用。每次 4.5 克，每天 3 次，吞服。服药期间一般不禁食，可吃半流质食物。出血量多、血压下降者可以适当补液。

主治 >>

上消化道出血（外食管静脉破裂出血除外）。

方三

处方 >>

当归 50 克。

用法 >>

放入适量的水中煎煮 2 次，将 2 次所得药汁混合得 1000 毫升，过滤后备用。洗净面部后，用脱脂棉蘸少许药汁，在面部色素沉着处不断涂擦，以达到治疗的效果。

主治 >>

面部色素性皮肤病。

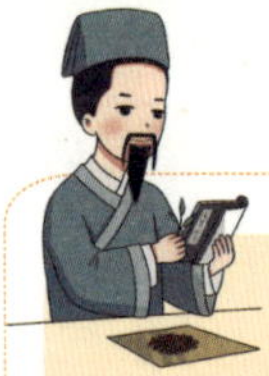

中医小讲堂

用当归汤来护发

当归不仅能增强体质，还能滋养头发。将适量的当归用水煎煮 2 次，将煮出来的药汁倒入盆中浸洗头发，并用手轻轻按摩头皮，不仅能让头发变得柔软发亮，还能促进头发生长。

养阴生津 麦冬

别名 沿阶草、麦门冬。

药材来源

麦冬为百合科植物麦冬的干燥块根。

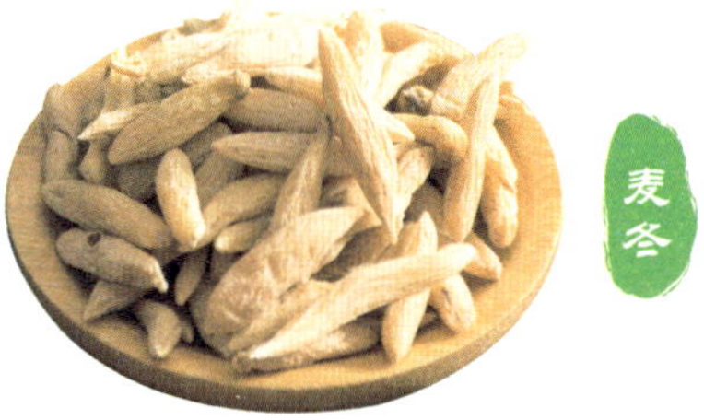

性味归经

性微寒，味甘、微苦，归心、肺、胃经。

功效主治

养阴润肺，益胃生津，清心除烦。主治糖尿病，小儿疳积，素体阴虚，乳头皲裂，冠心病心绞痛，肺燥干咳，肠燥便秘等。

禁忌

脾胃虚寒，食少便溏，以及外感风寒、痰湿咳嗽者忌服。

生境产地

麦冬喜温暖、湿润的环境，主要生长在山坡草丛处，分布于浙江、江苏、四川等地。

药材加工

一般在夏季采挖，采挖后将其洗净，晒至七八成干，除去须根，再次干燥。

现代研究

麦冬中含有多种成分，如各种类型的多聚糖、高异黄酮类化合物，单萜糖苷、色原酮等化合物。这些成分使麦冬具有抗休克、抗缺氧、抗菌等作用，除此之外，还有增强人体免疫力、降血糖等功效。

常用土单方

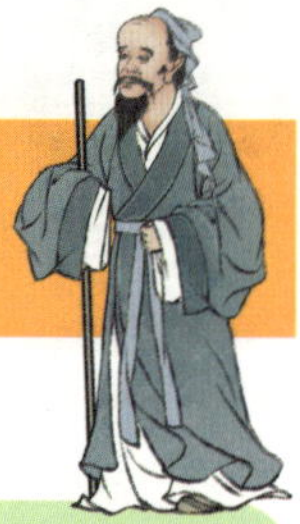

方一

处方 >>

鲜麦冬全草 50 克。

用法 >>

将上药切碎，煎汤。每天 1 剂，代茶饮服，连用 3 个月。

主治 >>

糖尿病。

方二

处方 >>

麦冬 500 克。

用法 >>

先将400克小米铺于铁锅内，再将麦冬均匀地平摊于小米上，加水以没过麦冬 1 厘米为宜，用文火加热。在煮的过程中要轻轻搅拌，直至水干、小米成糊状并粘于锅底，即可应用。2 岁以上幼儿每天煎服 3~4 次，20 天用完。2 岁以内的幼儿减量。

主治 >>

小儿疳积。

方三

处方 >>

麦冬 2500 克（鲜品，去心）。

用法 >>

将麦冬捣烂煮熟，绞取汁，

然后加入500克蜂蜜，放入锅内（勿用铁锅）以重汤煮。在煮的过程中要不断搅拌，待药汁黏稠如饴，将其盛于瓷器中备用。每次1匙，每天2次，用温酒调服。

主治 >>

素体阴虚。

方四

处方 >>

麦冬50克。

用法 >>

取上药，研为细末，装瓶备用。用药时先用生理盐水将患处洗净，取适量的药末放入食醋调成糊状，然后均匀地敷于患处，每隔5小时换药1次，连用3次为1个疗程。治疗期间忌食辛辣，暂停哺乳。

主治 >>

乳头皲裂。

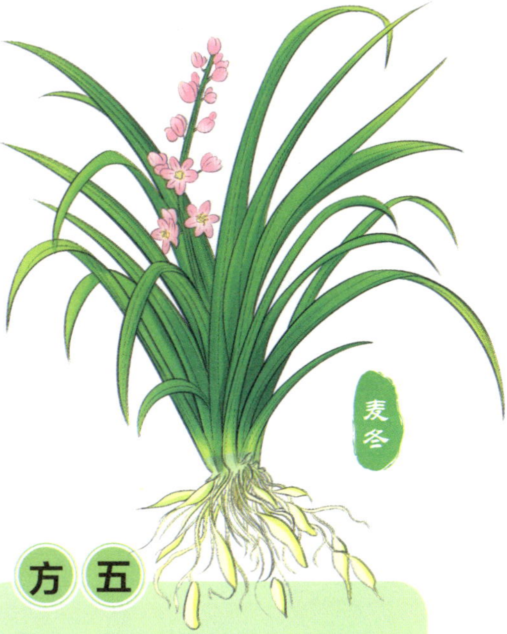

方五

处方 >>

麦冬45克。

用法 >>

将上药放入水中煮2~3次，将所得药汁混合，浓缩成30~45毫升。分3次服用，每天1剂，连服3~18个月。

主治 >>

冠心病心绞痛。

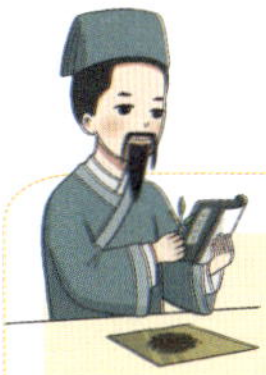

中医小讲堂

麦冬配黄芪

麦冬能够养阴润肺止咳，黄芪能够补气升阳固表。两药相配，能够增强补气养阴、润肺止咳的作用，适用于劳嗽咳血、气阴两伤、四肢倦怠、腰膝无力等症。

补中益气

大枣

别名 木蜜、壶、美枣、干枣。

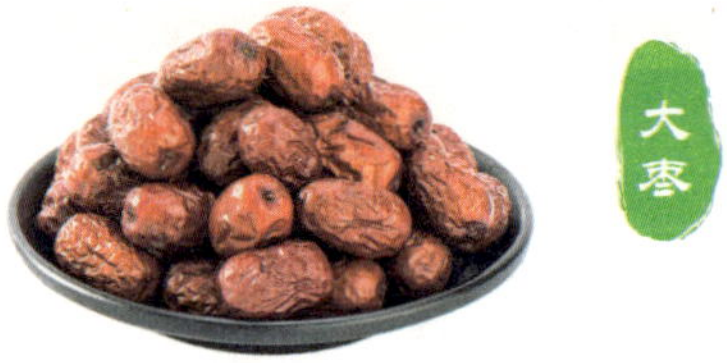

药材来源

大枣为鼠李科植物枣的干燥成熟果实。

性味归经

性温，味甘，归脾、胃、心经。

功效主治

补中益气，养血安神。主治非血小板减少性紫癜，习惯性流产，消瘦，乏力便溏。

禁忌

凡痰凝、食滞、湿盛、虫积及齿病者慎服或禁服。

生境产地

大枣一般生长在气候温暖的地区，主产于山东、河南、河北、四川、山西、贵州等地。

药材加工

大枣一般是晒干食用。秋季果实成熟时采收，除去杂质或是发霉的果实，用水洗净，干燥、晒干后即可。

现代研究

大枣中含有生物碱类、有机酸、三萜苷类、糖类、挥发油、黄酮类、氨基酸、维生素类、微量元素等成分。具有增加体重，增加胃肠黏液，增强肌力，纠正胃肠病损，镇静催眠，保护肝脏，镇咳，祛痰，抑制癌细胞增殖的作用。除此之外，大枣还能增加白细胞内 cAMP（环磷酸腺苷）含量，具有抗变态反应的作用。

常用土单方

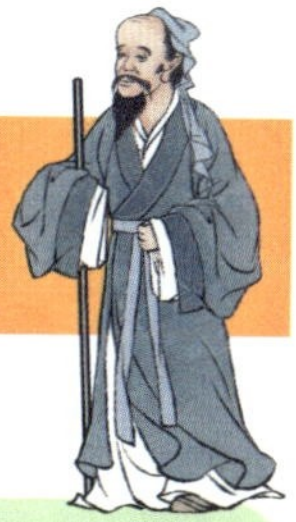

方一

处方 >>

生大枣 10 枚。

用法 >>

将大枣洗净食用，每天 3 次。直至紫癜消退，然后再继续服用数日。

主治 >>

非血小板减少性紫癜。

方二

处方 >>

大枣 5 枚。

用法 >>

取鸡蛋 2 个，将大枣放入水中煮至快熟时，把鸡蛋打入汤内，等鸡蛋熟后，食蛋喝汤，每天 1 次。

主治 >>

习惯性流产。

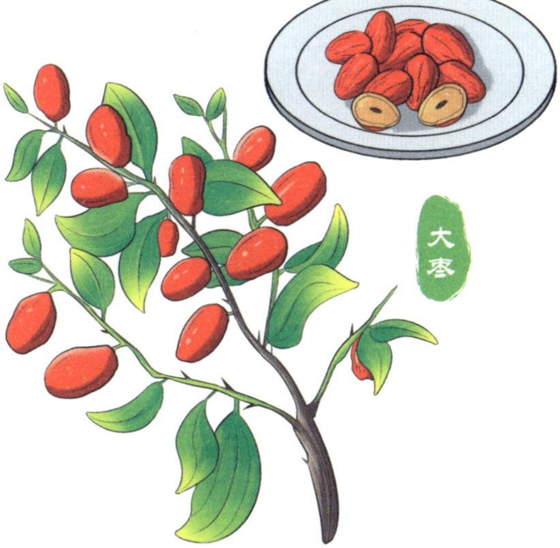

方三

处方 >>

大枣 100 克。

用法 >>

将大枣洗净，放入水中煮至熟软。每天 1 剂，分 2 次服用。一般 20 天后见效。

主治 >>

消瘦。

方四

处方 >>

干大枣适量。

用法 >>

取生姜末少量。干大枣去核，小火焙干后研末，再加入生姜末，用白开水送服。

主治 >>

乏力便溏。

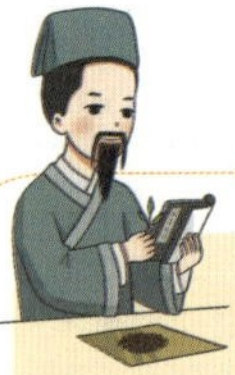

中医小讲堂

大枣莲子汤

将大枣和莲子用开水泡发，大枣剥去外皮，莲子去除莲心，将它们放在锅里用文火炖 1 小时左右，待大枣熟透后放入白糖，代茶饮用。具有稳定血压、促进血液循环、促进睡眠、增强食欲的功效。